Yoga para corredores

Antón Teruel

Yoga para corredores

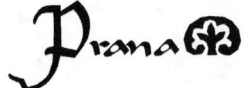

Yoga para corredores
© Antón Teruel, 2015

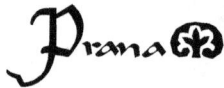

D. R. © Editorial Lectorum, S. A. de C. V., 2015
Batalla de Casa Blanca Manzana 147 A, Lote 1621
Col. Leyes de Reforma, 3a. Sección
C. P. 09310, México, D. F.
Tel. 5581 3202
www.lectorum.com.mx
ventas@lectorum.com.mx

Primera edición: junio de 2015
ISBN: 978-154-6396086

D. R. © Imágen de portada: Shutterstock®
D. R. © Fotografía de interiores: Enrique León
D. R. © Portada: Rox Aduboy

A Franco

Naciste con ese Don, que hace que en la pista vueles…
Ahora descubre quien eres y llegarás al cielo.

Introducción

Durante 20 años he practicado yoga y los mismos he convivido con una mujer maratonista. Tengo la suficiente experiencia para compartir con ustedes una filosofía que enriquecerá mucho su afición por correr. De hecho, he podido comprobar que esta euforia por ejercitarse y "estar bien", es en realidad un llamado mucho más profundo, que nace de las entrañas de cada una de las miles de personas que se han lanzado a correr a las calles y que han inundado de colores las ciudades con sus bulliciosas carreas y maratones. Una tendencia que en muchos casos está dando sentido a su existencia, y está llevando de la mano a sus practicantes al desarrollo de su ser, de manera más integral.

Ante el peso de la realidad, de convivir con una persona que casi todo lo traduce en tiempos, marcas, kilómetros, millas, esfuerzo, distancias, despertares tempraneros y semanas de extenuantes rutinas que parecen ser entrenamientos sobre humanos; llego así a la conclusión de que, como dice el dicho: "si no puedes con el enemigo, debes unirte a él". Ahora, con gusto me dispongo a unir estas dos fuerzas paralelas, que parecieran ser tan distintas e irreconciliables. Bien dicen que la corrida endurece y que el yoga da flexibilidad, sin embargo, no todo yoga es físico y en cambio, gran parte es mental-espiritual, lo cual puede ser de gran utilidad para el corredor que se dispone a resistir y doblegar grandes distancias.

Es evidente que la naturaleza se resiste a correr grandes distancias y la verdad es que la máquina humana es capaz de adaptarse a casi todas las faenas físicas que le pidamos, sin embargo, el dolor se refuerza o se extingue a partir de la energía que uno mismo le da con los pensamientos que le son afines. De ahí que la práctica del yoga puede ser el gran refuerzo que todo corredor desea tener a partir del "muro", sí, de esa barrera mental que se le interpone cuando su cuerpo ya ha sumado más de 30km corriendo sin parar.

Diversas técnicas, afirmaciones y pensamientos, el vacío, la actitud y una poderosa fuerza podrás sumar a tu afición por correr, una vez que hayas leído y puesto en práctica el conocimiento que estás por adquirir en este libro: Bienvenido al yoga para correr.

Yoga para un corredor

En realidad, yoga es una filosofía de vida que tiene efectos positivos sobre el cuerpo y la mente, y favorece el despertar de la conciencia espiritual, esto da como resultados: seres humanos más libres, sanos y conscientes. Por lo tanto, el enfoque de yoga en cualquier otra actividad en la vida, como puede ser el trabajo, el deporte o las relaciones humanas, es por mucho una decisión inteligente y productiva. Relacionarse con el yoga, para la mente de un occcidental, significa romper con muchos conceptos y entrar en un ejercicio de flexibilidad mental, lo cual puede no ser fácil, pero en todo caso se logra cuando la práctica va revelando sus efectos positivos. Es decir, que yoga no implica creencia ciega, sino más bien práctica constante, tal como un corredor requiere sumar muchas horas de entrenamiento, si es que quiere ver resultados. Debo advertirte que mucho de lo que vas a aprender está relacionado con yoga de tipo energético y eso implica que no todo te será posible de observar y palpar. Para que logres aceptar más fácilmente este concepto, te pido que compares al cuerpo energético con los pensamientos y las emociones. Por ejemplo, si un médico abre tu cerebro, no encuentra corriendo por ahí los pensamientos, ni siquiera puede palpar las emociones, sin embargo existen, están ahí dentro y afectan todo tu cuerpo. De igual forma los *chakras*, que son centros en tu cuerpo energético, se encuentran ahí, sin que puedas verlos. No obstante, una persona que ha desarrollado sensibilidad y ha practicado yoga, podrá fácilmente relacionarse con su cuerpo energético y de esta manera integrarse a sí mismo de una manera más consciente. Son seis temas sobre los que tratará este libro y cada uno de ellos tiene una aportación muy particular para quien desea hacer de su afición a correr, algo mucho más profundo, efectivo y disfrutable:

- La auto observación.
- La respiración correcta.
- Los centros energéticos y su función a la hora de correr.
- La atención al momento presente.
- La meditación, estado mental que beneficia al corredor.
- Posturas de yoga para estirar, ejercitar y revitalizar el cuerpo.

El comienzo

El corredor es como toda persona, un buscador de ilusiones, metas y sentidos de vida. Alguien que, en un momento dado, necesita llenarse con algo más. De forma intuitiva lleva a cabo una búsqueda en la cual va preguntándose qué le hace falta y como puede llenarlo. Así encuentra sentido en tomar retos tan grandes como el de correr un Maratón o, en principio, una carrera de 10 km o sólo 5 km. Motivos puede haber muchos, la verdad es que todo surge de la auto observación, de la cual puede ser consciente o no, porque habrá quien diga que no sabe por qué corre, sin embargo es también alguien que busca algo nuevo, partiendo del deseo de un cambio, de un movimiento en su vida, de modificar viejos patrones y sembrar nuevos hábitos, de entregarse al esfuerzo y disciplina que implica dedicar buena parte de su tiempo a correr.

Es increíble ver las millones de personas que alrededor del mundo están tomando esta afición de correr de forma tan seria y tan ardua. Evidentemente, lo primero que se piensa es que todo esto tiene que ver con el físico, ya sea para lograr reducir unas cuantas tallas, para hacer mayor condición, para verse y sentirse mejor, para adquirir un estilo de vida más saludable o simplemente para retar al cuerpo y mente llevándolos al límite, sin embargo, no es fácil cumplir con el perfil del corredor formal, ya que muchos se quedan en el intento. Este paso que define el movimiento entre un estado de quietud a un estado de acción, debe acompañarse de gran determinación y de una energía de fuego. Sólo el entusiasmo sostenido y una férrea disciplina harán que surja un nuevo corredor. Uno más que llenará las calles y avenidas de cientos de ciudades que les ceden sus espacios para verlos correr y sudar hasta la última gota que hay en sus cuerpos exigidos al máximo. Todo ello, antes cedido por los entrenamientos constantes que suelen hacerse muy temprano, esquivando así las rutinas diarias de los hombres y mujeres de trabajo o de las amas de casa, que casi como profesionales empiezan a dirigir una buena porción de su energía vital a correr, correr y seguir corriendo.

Me cuesta trabajo aceptar que tan sólo estén corriendo con un fin físico, definitivamente correr tiene que ver con algo más. En varias ocasiones he preguntado a corredores maratonistas por qué corren y la verdad es que no he encontrado una respuesta clara. La respuesta más común es: porque me gusta o porque me hace sentir bien. Todos ya estamos bien enterados que la química del cuerpo humano se activa, de manera positiva, cuando se hace ejercicio. Sin embargo, no hablamos de un ejercicio normal, en verdad yo he visto cómo el corredor formal se esfuerza más allá de sus límites y he constatado que a veces hasta llegan a ponerse en riesgo. Esto mismo lo confirmé en el libro de Murakami: "De qué hablo cuando hablo de correr". Al terminarlo me quedó claro que los corredores ¡sufren! En sus distancias largas e intensas sienten dolor y se enfrentan a una lucha que vista desde fuera no tiene ningún sentido... el desgaste se les ve en esas caras cansadas y demacradas, cuando por fin cruzan la meta de una larga competencia, sin embargo están ahí y ahí seguirán, tanto como quien ya no puede escapar de eso, casi como los adictos a una droga. Yo, ante esos escenarios y en forma muy crítica, vuelvo a preguntar por qué corren... y aunque nadie lo diga, sé que lo hacen porque en el límite de su esfuerzo intentan encontrase a sí mismos, y tal vez lo logran, y por eso se mantienen ahí corriendo y corriendo sin final, sin meta que los detenga. Es probable que ellos luchan por encontrar su ser, su esencia, su sentido de vida como lo hace el monje o el asceta, el pintor y el poeta o el voraz hombre de negocios y la mujer moderna en los bienes raíces, quizá todos somos, al fin de cuentas, buscadores de ese misterioso ser que nos habita.

Estoy convencido que si al corredor se le dan las herramientas adecuadas para que su esfuerzo cobre más sentido, entonces sus resultados serán mejores. Tanto en tiempos y logros físicos, como en su mente y espíritu. Yo quiero que el corredor despierte y logre darse cuenta de lo mucho que ha logrado y de qué es "aquello" que persigue y qué es "eso" que lo mantiene en pie, corriendo cuando todo su cuerpo y mente se niegan a seguir. Yo quiero que los millones de corredores se descubran conscientemente y que cuando les pregunten por qué corren, sepan qué responder, sin miedo, conscientemente, y con la certeza de que correr tiene un sentido mucho más profundo y trascendental de lo que parece. Decía Albert Einstain que "Lo importante es no dejar de hacerse preguntas".

Yo creo que si te cuestionas sobre lo que haces, entonces tendrás que observarte, y sólo observándote llegarás a conocerte. En mi opinión, la conciencia siempre avanza, no hay tiempos mejores en el pasado; la humanidad, a pesar de todo, mejora y no se detiene. Hoy en día, la afición por correr no es más que una clara tendencia a auto observarse y esto, visto desde la perspectiva de un yogui, es el principio de un gran cambio, es en la auto observación donde está la raíz del despertar de la conciencia espiritual en el ser humano.

La auto observación

En lo personal, cuando me he dado la oportunidad de participar en una carrera de 10 km, he podido comprobar que esto de correr es un ejercicio que favorece la introspección. Corriendo, uno puede desarrollar una estrecha comunicación interior. Con cierta facilidad se puede escuchar el parloteo mental, y por eso la mente juega un papel preponderante sobre todo en competencias que exigen mucha resistencia física. Algunos corredores de largas distancias me han dicho que después de haber recorrido más de 30 km se topan con la sensación de querer abandonar la carrera. A esta etapa de desaliento le llaman "el muro" y lo realmente heroico está en correr y seguir corriendo, no detenerse, pasar a través del muro sin dejar que la mente te derrote, aunque el cuerpo ya no quiera seguir corriendo. La pregunta es: si la mente y el cuerpo se oponen, ¿de dónde se sostiene el corredor para seguir? Acaso, ¿hay algo más?, ¿será que se crea inconscientemente una conexión mucho más profunda, de la cual surge una fuerza interior que aporta una voluntad superior a la que el cuerpo se somete? Quisiera entender qué sucede en ese momento de valor y coraje que te hace continuar, tal vez esa fuerza es la misma que anima la vida de todo ser humano y que lo impulsa a sobrevivir en los momentos crudos de la vida; probablemente, esta fuerza haya sido la misma que descubrió Víctor Frankl durante su cautiverio en los campos de concentración alemanes. Eso que da sentido a la vida, es en realidad una energía que se manifiesta en el extremo del esfuerzo, en los momentos de dolor o en los estados de dicha plena, tal como el éxtasis de los que experimentan un estado alterado de conciencia. En el caso del atleta debe suceder algo similar y por eso decide renunciar a la opción de dejar una carrera aun y cuando su humanidad entera se resista a continuar.

En el año 2007, acompañé a mi pareja a correr el Maratón de Chicago, era el 7 de octubre y la lógica indicaba que la temperatura debería andar por ahí de los 10° C, más o menos. Inesperadamente y para sorpresa de todos, en esa ocasión soplaba un viento cálido y una gran humedad producida por el lago Michigan, hacía una sensación térmica de 40° C. Creo que ninguno de los miles de corredores estaba preparado físicamente ni mentalmente para enfrentarse a ese caprichoso juego de la naturaleza. Dos horas después de haber iniciado, ya se veía a los competidores arrastrar los pies, rostros demacrados y miradas perdidas. Se oían, por todos lados, las sirenas de ambulancias y policías. Yo vi caer a varios en las calles, ante los efectos de una deshidratación total. A pesar de las nefastas condiciones climáticas, era sorprendente ver como casi todos se mantenían corriendo, aunque las autoridades ya empezaban a pedir que se retiraran. Nadie quería dejar de llegar a la soñada meta, "*Stop running, you are all heroes*" decían los altavoces de los policías que hacían la parada a los corredores, intentando convencerlos de que no tenía sentido continuar corriendo bajo esas condiciones. Haciendo caso omiso, la mayoría solo imaginaban poder llegar a la meta, aunque ese fuera el último paso en su vida. Muchos de los que lo lograban, no más cruzar, se dejaban caer, y de inmediato tenían que ser atendidos por los primeros auxilios. Al cabo de las 4 horas, el maratón fue cancelado y todos tuvieron que abandonar, algunos lloraban en las calles, sin poder sentir lágrimas en sus rostros debido a la deshidratación de sus cuerpos maltratados. Realmente fue como una pesadilla que, más bien, parecía una especie de suicidio masivo.

Creo que toda acción que rebasa los límites de lo humano, es algo que toca lo místico, lo trascendental. Esta forma de correr hasta llegar al límite físico es algo irracional. Será que hay tal vacío existencial y que las religiones no han podido cumplir con su papel que los hombres y mujeres más comunes, ni celebridades ni héroes, la gran masa se ha lanzado cual bandada hambrienta de respuestas a la tarea de encontrarse a sí mismos por medios que antes sólo estaban reservados para los grandes atletas, los jugadores en Olimpia. Hoy, hombres y mujeres de todas clases, de diversas naciones y de culturas distintas corren, y corren para llegar a una meta que tal vez no sea física, sino espiritual.

Así, de esta necesidad de entenderse a sí mismo, de llegar a conocerse a uno y de poder trascender los límites humanos, surge la auto observación consciente: Mística unión del atleta con el yoga. Esta herramienta es capaz de descifrar aquello que aún la ciencia mantiene en pañales, como es la física cuántica y el sentido de la vida. Hace 2 500 años, Sidarta Gautama, Buda, descubrió, por medio de la auto observación, un camino que puede hacer del ser humano lo que Friedrich Nietzsche llamaría "el súper hombre" y que en términos místicos sería el camino a la iluminación.

Así hemos dado con nuestro primer paso en el yoga para corredores, pero habrá que definirlo, explicarlo y hacerlo útil y práctico, de tal forma que el corredor lo pueda incorporar a su entrenamiento diario. Para lograrlo quiero darles a conocer una técnica que, tal como lo dije antes, es herencia directa de Buda, se llama *Satipatana* y está basada en la auto observación, tomando como referencia cuatro elementos esenciales que son:

- La atención al cuerpo.
- La atención a las sensaciones.
- La atención a las emociones.
- La atención a los pensamientos.

Al referirme a atención, quiero decir que uno, o sea el corredor, debe observarse a sí mismo como si fuera un objeto, una tercera persona, no como quien se identifica con el cuerpo, su mente o sus emociones… nada de eso, primero habrá que crear la capacidad de auto observarse desde la postura de un testigo, de lo que se es, de lo que sucede, de lo que pasa en el interior de la mente o del cuerpo. No pretendo que esto se entienda o se acepte como si fuera un dogma, nada de eso. Por el contrario, te daré la técnica y las herramientas para que empieces a practicar en tu vida diaria y luego, de manera natural, lo vayas incorporando a tu atletismo.

Considera lo importante que puede ser para ti, observar el dolor, o la fatiga, las emociones en conflicto o los pensamientos detractores, sin que te afecten personalmente, o sea, viendo lo que sucede en tu cuerpo y en tu interior como si estuviera aconteciendo, "allá afuera", a alguien más, a una tercera persona que puedes apoyar sin sentir temor a la derrota o miedo al fracaso.

Hablar de que uno mismo se puede observar como si fuera un objeto, puede sonar algo extraño, pero es verdad que la conciencia de uno mismo va alcanzando distintos niveles, según se empieza a practicar. En lo que se refiere al yoga, es muy común trabajar esa atención a uno mismo. De hecho, el yoga de posturas (*asanas*), que tanto se ha difundido en Occidente, es un yoga que requiere de una total atención al cuerpo y, aún más, a los contenidos de la mente, para poder ejecutar las posturas que requieren de mayor destreza.

La atención sostenida se debe de practicar en la vida diaria, sin que sea exclusivo al momento de correr o de hacer yoga, pues esta técnica de Satipatana, está bien diseñada para transformar la conciencia y esto sólo se logra cuando se practica con dedicación y constancia, por lo tanto, quien la haga suya en la rutina de cada día, podrá entonces ver cómo los efectos llegarán de forma natural a sus entrenamientos y competencias, logrando no sólo mejores resultados sino un sentido más claro y profundo de lo que se hace.

Descripción de la técnica para la atención sostenida (*Satipatana*)

La vida toma sentido cuando la empezamos a vivir conscientemente y esto es producto de la atención sostenida al momento presente y de la auto observación.

1.- Atención al cuerpo

Al movimiento: a la trayectoria de sus partes.
Al reposo: al peso del cuerpo y postura.

Para que esta práctica llegue hasta tus entrenamiento y competencias, debes primero empezar por mantenerte totalmente alerta al caminar, al estar de pie, al acto de sentarte, al estar sentado, al acto de recostarte, a la posición de estar recostado. Poner atención a los movimientos mientras se realiza cualquier actividad. La intención es desautomatizarse, lograr tomar conciencia de que nuestro cuerpo se mueve, observando las posturas que toma, desde que se inicia el movimiento hasta que alcanza el reposo. Es como si nuestro cuerpo fuera un objeto aparte de nosotros.

Una vez que ya te sientas capaz de observarte, extiende este ejercicio a cada actividad que realizas. Al comer, al bostezar, al hablar, al estar en silencio, al correr, al escribir, al hacer tus calentamientos, a los cambios de actividad y el reposo de tu cuerpo. Observa cada acto y cómo lo ejecutas, sin juzgar y sin pretender nada más que ser un observador de tus propios movimientos y actividades, como quien observa un objeto en movimiento.

Cuando empieces a practicar, mientras corres, si te empiezas a observar correctamente, es probable que sientas un estado de atención diferente, el cual deriva de tu conciencia despierta en estado de alerta percepción. Vivir este estado es algo gratificante que si sabes habituarlo a tu ejercicio diario, te será de gran utilidad en lo físico, lo mental y espiritual. Toma en cuenta que para lograr esta práctica debes de evitar la distracción. Esto es, por ejemplo: escuchar música, hablar con tus compañeros, y sobre todo caer en diálogos mentales que refuerzan pensamientos distractores. Al principio te será complicado, pero si te mantienes firme en la práctica, descubrirás que la mente va cediendo y poco a poco lograras estados de paz interior que serán el resultado de haber puesto toda tu atención en tu cuerpo mientras éste corre. Llegarás, incluso, a sentir que ves el cuerpo correr y que puedes exclamar: ¡Mira, ahí va eso corriendo!

2.- La atención a las sensaciones

La atención a las sensaciones se divide en dos: a las sensaciones externas y a las internas. Las sensaciones externas son, por ejemplo: la luz, los sonidos, los aromas, los sabores, y muchas otras que se producen sobre la piel como: el calor, el frío, la sudoración, la punción, el ardor, la comezón.

Las sensaciones internas son todas las que se producen dentro del cuerpo, por ejemplo los dolores que son tan comunes a la hora de correr, el placer, las cosquillas, el deseo de orinar, el deseo de tener sexo, las ganas de reír, las ganas de llorar, el hambre, la sensación de plétora cuando se ha comido mucho.

Debes detectar con plena atención cuando una sensación externa o interna surge, cómo se mantiene y cuándo termina. Mantén en todo momento la atención lúcida y sostenida a las sensaciones.

Los dolores, que tan comunes son en músculos cansados y en lesiones, deben observarse por igual y si te encuentras en una competencia a la que no quieres renunciar, la observación pasiva te ayudara a desinvolucrarte, con lo cual te será más sencillo mantener el paso, aunque siempre, claro está, se recomienda discreción pues no debes dañar tu cuerpo. También, más adelante te daré una técnica de respiración que aliviará mucho el dolor y te ayudará a conducir energía a la parte donde sientes molestia.

3.- La atención a las emociones

Una competencia se empieza a correr mucho antes de que esta inicia. La verdad es que el periodo de preparación, que puede durar meses, está lleno de emociones y las horas previas al evento, aún más. Así que saber como lidiar con ellas resulta un asunto más que primordial, ya que la forma en que las enfoquemos afectará directamente sobre nuestros resultados.

Conozco una persona que hace entrenamientos fabulosos, tiempos ideales en sus distancias, pero al llegar el día del Maratón, su propia mente lo derrota. Las emociones son estados mentales que deben observarse desapasionadamente, con absoluta pasividad, como si se tratara de una tercera persona. La culpa, el miedo, el enojo, la envidia, el odio, la frustración, el deseo, la aversión, el aburrimiento, los celos, la inseguridad, la avaricia, la duda, el afecto, la empatía y muchas más surgen en la mente para luego poseernos. De esta manera sesgan nuestro desempeño y frustran nuestros objetivos. Hay también emociones muy positivas a la hora de competir que se deben conservar, pero también se deben de observar. Porque al fin de cuentas, la atención sostenida sobre aquello que pasa por nuestra mente nos hace más dueños de nosotros mismos y así nos da mayores recursos para alcanzar lo que nos interesa. De la forma en que nos conduzcamos y nos relacionemos con nuestras emociones será, así, el carácter que forjaremos. Por eso uno debe estar atento a la forma en que una emoción nace en la mente, el tiempo que permanece y como se va desvaneciendo hasta desaparecer en nuestro interior. Las emociones no sólo permanecen en la mente, son fáciles de conducir y extienden su energía de manera sutil, casi automáticamente corren por las distintas partes del cuerpo: motivándolo o afectándolo. Saber utilizar las emociones de manera positiva es algo que puede ayudarte mucho en toda competencia.

He visto miles de personas motivarse con los gritos, choques de manos, bandas que tocan música alegre y pancartas de sus familiares que los incitan a seguir corriendo. Esto es una manera positiva de trasmutar el dolor y el cansancio en ánimo que motiva y da energía. Mantenerse atento, no significa ignorar todo eso, en realidad la atención sostenida, es al principio un ejercicio de concentración algo forzado, pero con la práctica constante también se vuelve algo bien natural. Si no fuera así los seres más despiertos y los iluminados tendrían caras rígidas en lugar de los rostros llenos de paz que los caracterizan Así que lo que te propongo no te va a hacer un bicho raro absorto de todo lo externo, simplemente te ayudará a reconectarte con tu esencia y esto requerirá de cierta intimidad silenciosa que luego sabrás mantener aun estando en medio de la acción y el bullicio. Lo que en oriente se conoce como volver al mercado.

4.- Atención a los pensamientos

Los pensamientos fluyen a través de la mente, aparecen y desaparacen, ocupándonos constantemente. Los pensamientos suelen derivar en emociones y las emociones en sensaciones físicas o estados alterados en la conducta. Los pensamientos surgen por cualquier motivo y echan mano de cualquier recurso. Durante un entrenamiento, desde el calentamiento hasta el momento de estar corriendo, la mente está siempre ocupada por pensamientos, algunos de ellos muy sutilmente te están haciendo daño. Desde aquél pensamiento que te distrae de lo que haces hasta aquel pensamiento que está sembrando negatividad en ti. Uno debe permanecer atento a la forma en que nacen los pensamientos, a su permanencia y a su desvanecimiento. Mientras no seas capaz de hacer esto, tu mente te manejara como a un títere. Imagina, lo tremendo que esto puede resultar para un atleta que requiere de una total concentración durante su carrera. El parloteo mental que te ha acompañado siempre durante tu ejercicio debe cesar ya. Para lograrlo debes observar el flujo constante de los pensamientos desapasionadamente y tratando de no involucrarte con ellos. Como si los vieras pasar en la pantalla cinematográfica, de la cual eres testigo pero no partícipe activo. El permanecer atento a los pensamientos, observándolos sin apegarse a ellos, es conocido como "purgar la mente". Éste es un principio para poder vaciar la mente y para poder estar atento al momento presente.

Son los cuatro fundamentos de la atención (Satipatana), lo que podrán hacer que tu practica sea un ejercicio lúcido y de plena conciencia. Evidentemente, los resultados mejoraran según vas avanzando en tu capacidad de poder mantener atención constante al momento presente. Sin embargo, no debes sentir frustración si te es complicado sostenerte atento, piensa que tu mente ha estado libre durante muchos años y no puedes pretender educarla de la noche a la mañana, te llevará tiempo pero si te das la oportunidad de practicar, verás cambios en tu estado de ánimo y en la receptibidad de tus sentidos, como también en tu cuerpo físico. Esto sucede porque, de alguna manera, la energía que antes gastabas inconscientemente en miles de imágenes mentales, se va centralizando y redistribuyendo en función del bienestar físico, mental y espiritual.

La respiración correcta

Pranayama es el nombre que se le da a esta técnica milenaria, que procede de la antigua India. En yoga se utiliza siempre, pues tiene la capacidad de ayudar al practicante a elevar su energía por medio de la estimulación y apertura que genera en los chakras y nadis, que son centros y canales que conducen la energía dentro del cuerpo humano. Todo esto forma parte de un cuerpo sutil que se deriva de nuestra naturaleza energética y que se relaciona directamente con el cuerpo físico, afectando sobre él, de forma positiva cuando la energía llamada prana, se conduce y se regenera, o de forma negativa cuando esta energía se atrofia y se estanca, generando enfermedades y desequilibrios emocionales y mentales.

Este Prana está contenido en el aire que respiramos y suele ser más abundante en los lugares menos contaminados y con mayor naturaleza; sin embargo, está en todas partes y sostiene la vida, tal como el oxígeno lo hace. Podríamos incluso identificarlo de la misma manera que éste, pero la diferencia es que el Prana es un elemento cósmico que, al incrementarse y redirigirse en forma consciente, tiene la capacidad de conectarte con tu espíritu. Es, en sí, una energía superior de la cual emana brillo y suele ser más intensa y luminosa en aquellas personas de tendencia espiritual. Para un uso práctico, enfocado en tu ejercicio, puedo asegurarte que entre más cultives esta energía, menos desgaste físico tendrás y, con las técnicas que te daré, podrás reducir los dolores y motivar ciertos músculos en momentos determinados. Por ejemplo: sé de alguien que, teniendo este conocimiento, siempre que se ha visto con una lesión durante la competencia, dirige su energía a ese punto en cuestión y logra sentir un gran alivio. Creo que todo esto es posible porque somos energía y, donde hay dolor, la energía puede llenar ese espacio y resolver mucho que nosotros físicamente no podemos hacer. Para que esto funcione y para que las técnicas que te voy a dar sean efectivas, tienes que aceptar un concepto bastante lógico que dice así:

Ahí donde va tu atención, va la energía.

Este principio es algo bastante aceptado por la física cuántica que hace responsable al observador de todo aquello que sucede, por lo tanto no debe parecerte extraño; por el contrario, es vanguardista y con el paso de los años empezará a ser muy común y aceptado. Yo te sugiero que seas flexible de mente, pues sólo así llegarás a experimentar la grandeza del que implica el despertar consciente de tu ser espiritual que es esencia energética.

- Atención a la respiración.
- Respiración correcta.
- Dirección de la energía por medio de la respiración.
- Alivio del dolor por medio de la respiración.

La atención a la respiración es lo primero que aprendes cuando te inicias en una práctica seria de yoga y de meditación. Utilizarla, mientras corres, puede ser muy bueno, además de que te ayudará a salir de la vida en automático. Con esto quiero decir que la conducta actual del ser humano es la de hacer las cosas sin darse cuenta, viviendo sin dirección consciente o ejecutando acciones cotidianas en una aparente programación casi robótica. Es así como un cuerpo se lesiona, como un buen corredor llega a la fatiga sin saber por qué, y también como puedes perderte de tu objetivo, ya sea en tiempo o en distancia, sin entender el porqué. Vivir en automático no te permite escuchar a tu cuerpo y esto resulta tan estúpido que equivale a un estado de ensoñación, como si en lugar de vivir la vida, la estuvieras soñando. Es el sueño psicológico que caracteriza a la mayoría de los seres humanos. Por ponerte un ejemplo, estas acciones automáticas son tan inconscientes y hechas sin atención que, cuando manejas un automóvil llegas a tu destino sin darte cuenta, o cuando te bañas no recuerdas bien cual fue la primera parte de tu cuerpo que aseaste, también al comer lo haces sin conciencia, de tal forma que puedes llegar a olvidarte de lo que estás haciendo. Esto se debe a que vives fuera del presente, atrapado por tu propia mente en imágenes que se repiten una y otra vez, y que te hacen crear diálogos mentales que te distraen de lo que en realidad está sucediendo. Sin embargo, funcionas bien en lo aparente, pues así conduces tu auto, así comes, así te bañas, haces el amor, o algo similar y hasta, tal vez así, también corres.

Creo que ya es hora de que te enteres de que existe una conciencia superior, la cual habita tu cuerpo y tu mente, es aquella que sólo existe en el presente; por lo tanto, para hacerte consciente de ella, tienes como condición atraer tu atención al momento actual: sin mente, sin juzgar, ni pretender, tan sólo estando y siendo lo que eres en el presente, a lo real, a lo que sucede instante tras instante. Ese estado de conciencia es el que debes incorporar a tus entrenamientos y competencias para que experimentes un cambio abismal en tu forma de desarrollar tu afición por el atletismo. Así que te voy a dar técnicas que te serán de gran utilidad a la hora de ejercitarte, de tal forma que empieces a poner en práctica una conciencia más atenta de tu cuerpo y del presente, un estado realmente despierto.

En principio debes saber que al seguir la respiración podrás encontrar un camino recto que te llevará a desarrollar la atención al presente. Para tener una respiración completa y profunda, lo importante es exhalar correctamente. Me he topado con muchos "maestros" que enfatizan en la inhalación profunda, cuando esto resulta imposible si no se aprende primero a exhalar bien. Te propongo que hagas la prueba, inhala profundamente y verás que no logras llenar por completo tu cavidad torácica o te será muy forzado hacerlo. De lo contrario, si extiendes tu exhalación sin exagerar, pero tratando de que sea larga y profunda, el acto seguido será una inhalación naturalmente completa. Esta forma de respirar es mucho más revitalizadora que cualquier otra y resulta algo muy sencillo de incorporar a tu práctica. Luego de que lo hayas intentando y veas que funciona, lo siguiente es imaginar que la inhalación llega hasta el bajo vientre, de esta forma la energía abarcará un espacio mayor y con esto estarás alimentando de Prana a los centros energéticos inferiores llamados *muladhara* y *svadhisthana* chakra. Así, tus extremidades inferiores se bañaran de una energía revitalizadora que será néctar para los músculos que más requieren de esfuerzo y rendimiento.

La respiración correcta debe hacerse en cuatro tiempos. De tal forma que dos tiempos sean ocupados por la inhalación y por la exhalación profunda. Los otros dos son intermedios entre estas, respectivamente, y corresponden a un breve espacio consciente de retención. Retención del aliento y retención del vacío. Explicado de una manera más simple, debes de imaginar un rectángulo que dibujarás mentalmente. La primera línea larga corresponde a tu inhalación, luego una línea corta corresponde a un pequeño espacio de retención, la siguiente línea larga es tu exhalación y la última línea corta es retención en vacío. Es simple, empieza a trotar y mentalmente sincroniza tu respiración con estos cuatro movimientos y verás que, poco a poco, todo tu organismo se siente más vital, más energetizado. Además, la concentración en esta manera de respirar te ayudará a hacer tu recorrido menos tedioso. En caso de que requieras de conteos de tiempos o distancias, puedes hacerlo, pero recuerda que después de haber revisado tu reloj o checado la distancia, debes volver de forma consciente a la atención y forma correcta de respirar.

La dirección de la energía por medio de la respiración es otra fuente de incalculable valor que debes conocer y poner en práctica. Hay diversas formas de hacerlo pero yo te recomendaré dos muy simples y efectivas. Primera parte de la idea de que "ahí donde va tu atención, va tu energía". Además, para incrementar la energía y sus efectos benéficos, te sugiero que coordines tu respiración con atención en una ruta que guiarás a través de tu cuerpo. Esto lo debes hacer con cierta cadencia y en sincronía con tu movimiento al correr. Es simple y hay dos formas de hacerlo.

Ruta micro cósmica

Cuando inicies tu marcha, observa bien el movimiento de tu cuerpo, pon atención a las zancadas y a la forma en que mueves los brazos, luego atiende la inhalación y exhalación con total concentración. Intenta empezar a coordinar, con cierta cadencia, la inhalación y exhalación con cada paso que das. Después de un rato de atender este ejercicio, comienza a crear una ruta imaginaria dentro de tu cuerpo. Esto es así: al inhalar, imagino que una luz asciende desde mis genitales hasta la coronilla, siendo conducida a través de la columna vertebral. La inhalación completa hace llegar la luz hasta la coronilla y la exhalación subsecuente conduce la luz nuevamente hasta los genitales por un canal que baja de la coronilla hacia la frente, por el rostro, luego el pecho, el vientre, terminando en los órganos sexuales. Una vez que logres coordinar esta inhalación y exhalación con la "ruta micro cósmica", intenta crear un movimiento constante de tu energía, con cadencia, logrando que esta acción te acompañe de manera simple y armoniosa durante tu corrida. De tal forma que tus zancadas, tu respiración y la circulación de energía se hagan uno, tal como yoga hace del espíritu humano: uno consigo mismo.

No todos se sentirán cómodos con la ruta micro cósmica, ya que la coordinación y cadencia entre la inhalación-exhalación, zancada y ruta energética, les parecerá complicado. Pero esto tal vez se deba a la velocidad que están imprimiendo en su carrera y por eso es bueno contar con una ruta energética un poco más larga para que se pueda adaptar a distintos ritmos.

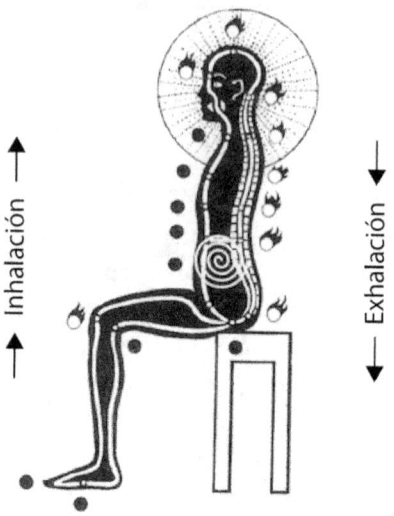

Inhalación

Exhalación

Ruta macro cósmica

Es casi igual a la anterior, sólo que el recorrido es desde la coronilla hasta los pies y de los pies hasta la coronilla, aunque tiene un detalle importante que debe observarse. Justo cuando la energía viene descendiendo hasta llegar a los genitales, debe ahí hacer un cambio de canales. Haciendo una especie de gran ocho en el cuerpo. O sea que la luz sigue una ruta que cruza en forma de equis, los genitales, de modo que la energía continua descendiendo por el coxis, los glúteos, las piernas, las pantorrillas hasta llegar a las plantas de los pies. Ahí, con la inhalación inicia su ascenso por las espinillas, las rodillas, las piernas hasta volver a alcanzar los genitales y ahí vuelve a hacer un cruce, de tal forma que sigue su ascenso por la columna vertebral hasta la coronilla y así sucesivamente mientras realizas tu carrera. De manera muy especial, esta ruta macro cósmica beneficiará a tus extremidades inferiores y reciclará tu energía evitando la fatiga.

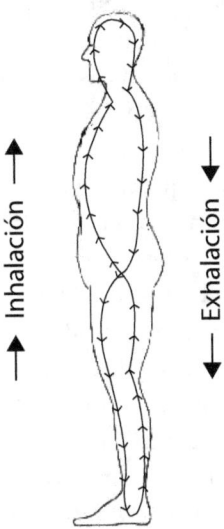

Inhalación   Exhalación

Alivio del dolor por medio de la respiración

La respiración mantiene al cuerpo en funcionamiento, pero no sólo es eso, también es fuente de la energía pranica, que envuelve al ser humano de vital fuerza espiritual y conciencia de sí mismo. Esta energía, si es conducida hacia las partes del cuerpo que más requieren de apoyo, puede, con su trascendental fuerza, generar una sensación de bienestar físico que, inteligentemente, tú puedes usar en los momentos en que el dolor te revele desgaste muscular de ciertas partes de tu cuerpo. Conozco bien las historias de los corredores y sé lo difícil que es completar una larga distancia cuando el cuerpo empieza a decir "no más". Sé que hay dolor, queja y malestar que hacen lo posible por detenerte, pero también sé la obstinada voluntad de los corredores y, por eso, te regalo esta técnica.

Recuerda que "ahí donde va tu atención, va tu energía", por lo tanto, cuando sientas un dolor muscular, es necesario que envíes energía adicional a esa parte de tu cuerpo y debes de hacerlo de la siguiente manera: pongamos como ejemplo que la rodilla derecha empieza a quejarse, el dolor punza en cada golpeteo y debes continuar corriendo por un tiempo y distancia largos. Entonces, lleva tu respiración a ese punto específico, de tal forma que, literalmente, imagines que es tu rodilla derecha la que respira por ti. En cada inhalación, la rodilla recibe energía fresca y, con la exhalación, desecha energía estancada. De hecho, debes imaginar como la inhalación entra por la rodilla con colores agradables y al exhalar salen vientos oscuros que llevan el dolor consigo, reafirma esta idea, visualízala mientras corres y convéncete en cada respiración de que estás limpiando y sanando tu rodilla derecha, dándole un aire nuevo y revitalizador. Es indispensable que practiques, con firme creencia, para que los resultados se vuelvan gratas experiencias en tu haber como corredor. Estoy seguro de que te dará resultado y que si lo aplicas a diversas partes de tu cuerpo, no sólo eliminarás el dolor, aprenderás a evitarlo. Toma en cuenta que lo que genera el mal, casi siempre es causa de energía estancada, que no se ha movido correctamente y que tarde o temprano provocará dolor y hasta lesiones. Desde luego que el calentamiento propio y adecuado, antes de correr, es algo que no debe ser sustituido pues, precisamente, eso ayuda a que tu energía se libere e inicie una ruta a través de todos los canales energéticos de tu cuerpo.

Los centros energéticos y su función a la hora de correr

Hoy en día, nadie pone en duda que somos energía y que todo lo que nos rodea lo es. Así como el pez está sumergido en agua y nosotros lo vemos nadar libremente, es probable que él no se haga consciente de que su medio ambiente es de agua, de igual forma nosotros, los seres humanos estamos sumergidos en un océano infinito de energía, en el cual vivimos sin estar muy conscientes de ese espacio que ocupamos entre tanta energía y que de ella nos alimentamos, y con la cual nos interrelacionamos. Así como hay muchas energías que no somos capaces de percibir, como las ondas de radio y la fuerza magnética. Pues así también, existe dentro y alrededor de nuestro cuerpo todo un campo energético que está en movimiento y que requiere de canales, a través de los cuales conducirse, y de centros, por medio de los cuales debe regenerarse y multiplicarse. Yo quiero que tú te enteres de esto y que te hagas de la información correcta para poder utilizar y conducir la energía conscientemente en todo tu cuerpo, de tal forma que a la hora de correr puedas valorar los grandes beneficios que obtendrás con las practicas que te daré. En principio, puedo asegurarte que con un trabajo eficiente sobre los chakras, generarás efectos positivos que te ayudarán en el aprovechamiento al máximo de tus recursos físicos y mentales. Te propondré ejercicios simples de visualización que harás antes de tu calentamiento o que podrás hacer mientras conduces tu auto o mientras caminas y llevas tu rutina diaria.

Primero, debes enterarte que en tu interior hay centros energéticos que giran y forman círculos que están ubicados en diversas partes de tu cuerpo. En el yoga se les conoce con el nombre de Chakra. Una vez más, quiero decirte que estos centros no son perceptibles al ojo humano, pues si un médico abre tu cuerpo no podrá ver los canales llamados Nadis ni los círculos llamados Chakras. Pero esta idea es simple de aceptar si la comparas con los contenidos de la mente. Es verdad que los neurólogos no pueden encontrar los pensamientos, las ideas y los conflictos mentales que surgen del parloteo de la mente, sin embargo están ahí dentro y su existencia rige, en gran medida, el comportamiento de los seres humanos. Tú, como corredor, lo sabes bien, pues el papel de la mente es preponderante a la hora de enfrentar una distancia y de querer lograr un tiempo específico. Por lo tanto, doy por un hecho que con esta comparación aceptas al cien por ciento que el cuerpo energético existe aunque no lo puedas ver. De hecho, últimamente la ciencia ya es capaz de poder identificar las zonas donde se producen las emociones más primarias, como son el miedo, los celos y la felicidad. Pero estamos en pañales en este tema y no por eso dejamos de contar con una enorme cantidad de información y conocimiento ancestral que viene del yoga, y por el cual te daré una gran riqueza que podrás, sabiamente, aplicar a tu pasión por correr. Primero te explicaré brevemente dónde se encuentran los Chakras y la función básica de cada uno, luego te daré ejercicios de visualización que te serán útiles para empoderar tu energía y para hacerte mucho más consciente de la grandeza que te constituye como un ser físico-mental y espiritualmente integral.

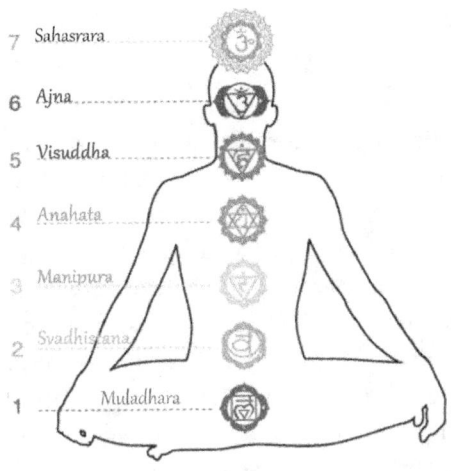

7 Sahasrara
6 Ajna
5 Visuddha
4 Anahata
3 Manipura
2 Svadhistana
1 Muladhara

Ubicación de los chakras y sus funciones.

Los chakras son círculos energéticos que se alinean en correspondencia a la columna vertebral. De abajo hacia arriba, el primero se llama:

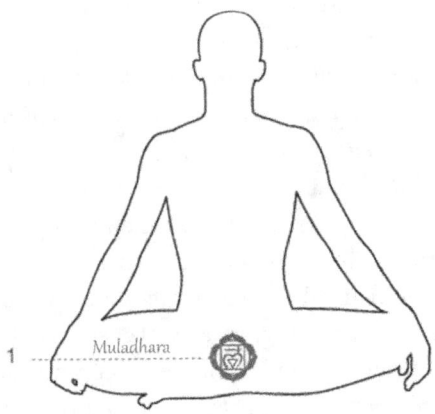

1 Muladhara

Chakra raíz

Su nombre en sánscrito es *Muladhara* y está situado entre el ano y los genitales. Rige principalmente el funcionamiento de las piernas, los pies y el intestino grueso. Su elemento natural es la tierra y como tiene una relación directa con el arraigo, el asentamiento, "poner los pies en la tierra", creo que es de vital importancia que los corredores lo atiendan y desarrollen saludablemente. El mal funcionamiento de este chakra muestra al corredor torpe y lento, como si estuviera haciendo un gran esfuerzo, tal como si tuviera que jalar sus piernas y pies de plomo.

"Los bloqueos del primer chakra pueden manifestarse como excesos y deficiencias. Un primer chakra deficiente es el que no se encuentra lo bastante desarrollado como para proporcionar sustento, contención o solidez a la medida de las necesidades del individuo. Las manifestaciones de deficiencia del "chakra raíz" son muy diversas. Entre estas se encuentra el carácter timorato, se refleja también en la falta de definición, es el caso de los sujetos que tienen dificultad para decir que no, en disfrutar de las satisfacciones, en ahorrar dinero o en trabajar con perseverancia suficiente para alcanzar un objetivo. El primer chakra comunica también la capacidad para concentrarse en una tarea definida, como puede ser un entrenamiento largo que implica meses de constante esfuerzo. Acusan, a deficiencia de esta facultad, los distraídos, los dispersos, los que no se disciplinan a sí mismos y nunca llegan a terminar nada de lo que emprenden. La deficiencia en este chakra puede ser el origen de las continuas situaciones de insolvencia económica, es decir, el hábito en apariencia incorregible de "estar siempre en la última pregunta".

Los excesos del primer chakra se reflejan en pautas de excesivo apego a la seguridad. Acaparamiento de posesiones, el miedo al cambio, el afán de materialidad que se manifiesta en un sobrepeso físico, son ejemplos de anomalías originadas a raíz de un chakra descompensado por exceso. Es importante comprender cómo ambas situaciones, aparentemente contradictorias, resultan de un primer chakra perjudicado; el exceso y el defecto no son sino maneras diferentes de reaccionar frente a un desequilibrio. En el defecto se evita hacer frente a los temas del primer chakra; en el exceso sí se reacciona, pero tanto que llega a producirse una sobre compensación".[1]

El desequilibrio de este chakra afecta directamente al cuerpo físico, generando alguno de estos males: obesidad, hemorroides, estreñimiento, ciática, anorexia y lesiones de la rodilla.

Corredor, identifica el estado actual de tu chakra raíz para que, si es necesario, lo empieces a activar o a desactivar, según sea el caso, de exceso de energía o de bloqueo en este chakra.

Para dar más energía y fluidez a este chakra te sugiero que, mientras haces tu calentamiento, lleves mentalmente tu atención a este centro, que te recuerdo, se encuentra en la base del tronco, justo entre los genitales y el ano. Puedes imaginar que la energía se concentra ahí y se va incrementando en forma de una luz brillante, rojiza y caliente. Con los pies bien fijos en la tierra, puedes imaginar que desde el primer chakra hasta las plantas de tus pies, tus piernas, tal raíces, se conectan con la tierra. Una conexión firme y tonificadora que te hace sentir más seguro y firme. Siente la manera en que todo el peso de tu cuerpo reposa en tus extremidades hasta plantarse firmemente en tus pies. Deja que esta sensación te haga sentir empoderado, muy presente ante todos y muy seguro de ti mismo. Empieza a sentir cómo la tierra te acoge y te inunda de un calor reconfortante, luego prepárate para pasar del calentamiento al trote. Mientras inicias tu movimiento, sólo piensa que en cada paso, tus pies asientan con firmeza y observa cómo tus piernas fluyen, impulsadas por una energía nueva que se desplaza, en constante movimiento, desde tus genitales hasta tus pies. Libérate de las dudas y mírate empoderado con tu nueva imagen de seguridad y firmeza. Deja que tu imaginación colabore en este sentido, debes lograr que tus extremidades inferiores y tus órganos sexuales encuentren seguridad en cada asentamiento de tus pies, corre en conexión con la tierra,

---

1   Judith, Anodea; Vega, Selene. *Guía práctica de los chakras*. Robinbook, 1995.

siente y permítete vivir esta valiosa experiencia de amor maternal que la tierra te ofrece.

En caso de que te identifiques con un exceso de energía en este centro energético, lo que debes de hacer es básicamente lo contrario. Tal como si quisieras que todo tu cuerpo flotara y se desprendiera de ese apego que te hace sentir pesado y pegado con todo tu cuerpo a la tierra. Necesitas fluir para correr ligero, debes desprenderte para sentir que vuelas y, por lo tanto, quitar peso de tus pies que seguramente sueles sentir adoloridos y cansados. Deja que la energía ascienda más haya de los genitales, permite que las raíces que has echado se vuelvan flexibles y suaves. Imagina que el color rojo en tus genitales se vuelve claro y con ello tus piernas pierden peso y se sienten sueltas, libres. Mientras haces tu calentamiento, trata de asentar suavemente sobre la tierra y procura hacer más ejercicios en los que tengas que levantar una y otra pierna, ejercitando tus rodillas continuamente. Al iniciar el trote, imagina que, con cada paso, dejas caer tierra de tus pies, como si los tenis que traes puestos estuvieran llenos de fango y poco a poco lo fueran tirando, dejando una huella que queda atrás y te libera de un peso inecesario.

Es probable que esta sea una de tus primeras experiencias con el cuerpo energético que habita en ti, pero aunque pueda costarte algo de trabajo imaginar y concentrarte en un chakra específico, yo te pido que lo que hagas con la certeza de que tu propia conciencia te abrirá a una realidad mucho más amplia de ti mismo; surgirá algo en ti que, de forma natural, te irá conectando y te hará sentir más capaz de evolucionar en este proceso de crecimiento integral, que refiere a la mente, al cuerpo y al espíritu.

Para quienes ya practican yoga posturas, les recomiendo tres asanas para trabajar el primer chakra:

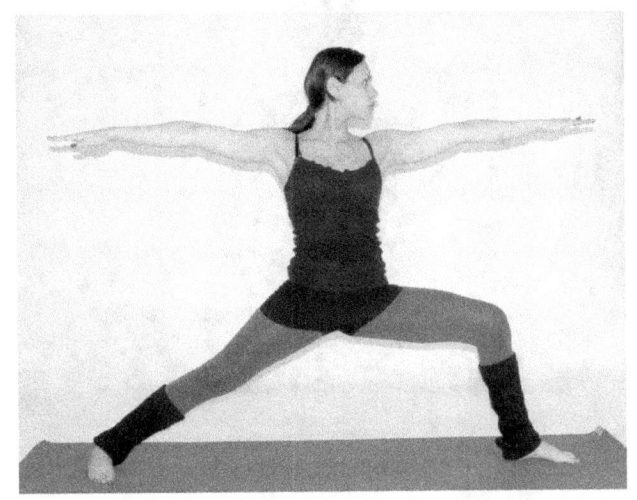

Virabadrasana (Dos)—Guerrero dos

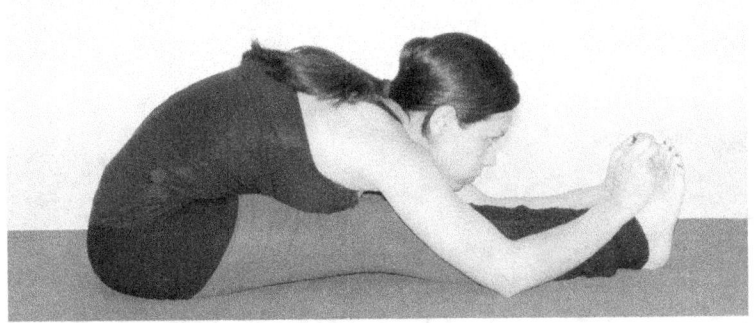

Pachimottanasana

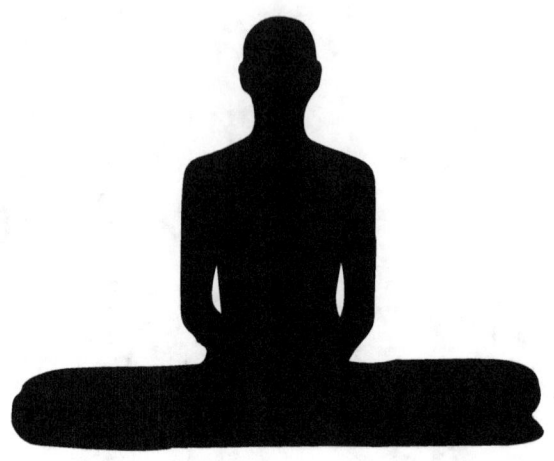

Baddhakonasana

Segundo chakra

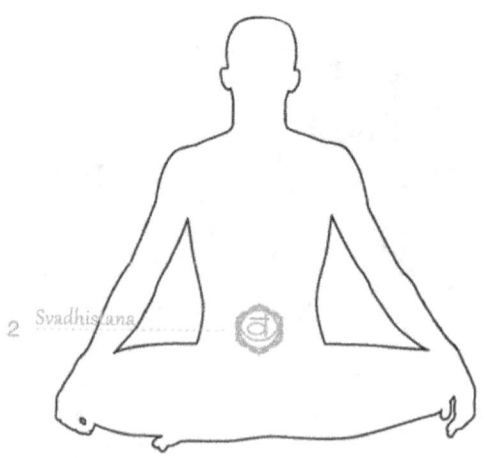

2 Svadhistana

Segundo chakra, en sánscrito es llamado *Svadhisthana* o Dulzura.

Está situado ligeramente abajo del ombligo y en el centro del cuerpo, en correspondencia con la columna vertebral. Desde el punto de vista de la "proporción aúrea", este chakra es el centro gravitacional del cuerpo, representa por eso el equilibrio que debe lograrse entre nuestras tendencias terrenales y espirituales. Afecta principalmente sobre las caderas, las rodillas y la región lumbar. Para todo corredor, las rodillas son un factor elemental que se debe cuidar de forma especial, pues gran parte de las lesiones que pueden impedirle continuar corriendo surgen de las rodillas. Por lo tanto, entender bien las funciones de este chakra y de qué manera se puede reciclar su energía es esencial para todo corredor. En principio, toma en cuenta que este centro energético se identifica con el elemento agua. Lo cual significa que la energía que se concentra aquí es muy adaptable a diversas circunstancias. Míralo de esta forma, las rodillas tienen la capacidad de adaptarse a las distintas formas y exigencias que les demandes, en ese sentido son un recurso muy valioso con el que puedes contar, sin embargo, cometemos el error de olvidarnos de aquellas partes del cuerpo que nos son siempre fieles sirvientes, hasta que un día lanzan su primer reclamo. Te recomiendo que no esperes a escuchar un quejido de esta parte de tu cuerpo, pues tan sólo imagina las miles de veces que tus rodillas hacen de soporte amortiguador e impulso durante tus carreras. Son, tal vez, dos grandes aliados que debes consentir y siempre tratar con amor y respeto. Antes de que te lo pidan, envía diariamente una gran cantidad de luz y energía a esta parte de tu cuerpo, preferentemente durante tu tiempo de calentamiento. Crea una imagen mental que, relacionada con el elemento agua, baje desde tu segundo chakra hasta las rodillas para bañarlas con una luz que esté llena de agradecimiento, luego retorna esa energía a su origen e inicia tu trote, confiando en que todo está listo para disfrutar placenteramente de tu entrenamiento.

La energía de este segundo chakra rige la sexualidad y la emotividad. La fluidez del movimiento, el placer y las buenas relaciones son características saludables de este chakra en plenitud. Se identifica con el color anaranjado y en condiciones favorables nos hace seres muy sensibles. Muchas de estas características benefician enormemente al corredor que intenta sobresalir en un grupo, relacionarse bien y por medio del movimiento, manifestarse en presencia de los demás. En caso de que este chakra esté bloqueado, se hará presente una rigidez corporal y mental, lo cual puede ser un gran obstáculo en tu rendimiento físico.

Este centro energético esta muy relacionado con las emociones y ellas son el reflejo de muchos de los pensamientos que hay en tu mente, mientras realizas una de tus competencias. Como te lo comentaba, el elemento asociado con este chakra es el agua, y en tanto, el elemento líquido no tiene forma propia, sino que se adapta al perfil de la tierra por donde discurre o a la forma del recipiente que la contiene. De hecho, nuestro cuerpo es como un recipiente que contiene en esencia el 80% de agua que lo constituye, así pues, al asumir las cualidades del agua aprenderemos a dejar que la energía se mueva y fluya, purifique y cambie. Todo corredor debe prestar máxima atención a este centro para equilibrar sus emociones y hacer de su carrera un placer que llene por completo sus entrañas, como el agua penetra la tierra.

"Cuando el segundo chakra padece una deficiencia energética, se registra el temor al cambio. La energía queda aprisionada en los aspectos estructurales del primer chakra y se resiste a fluir, se solidifica, como la tierra. A las personas que nos tratan, les parecemos fríos o emocionalmente inexpresivos: es posible que padezcamos dificultad para sentir emoción alguna. Puede existir una tendencia a evitar el placer y una visible falta de sensualidad en el aspecto y el comportamiento. Es el caso de los que desdeñan los placeres por que se distraen de las "cosas serias", los temen, o los rechazan porque se avergüenzan de ellos. Se acusa un déficit de pasión o un sentido excesivamente desarrollado del auto control.

Si el chakra está excesivo o demasiado abierto, sucederá lo contrario. Es el caso de las personas demasiado emotivas, que pasan con facilidad de un extremo al otro, gobernadas por sus emociones, en vez de permitir que estas pasen y fluyan. También es posible que nos dejemos influir demasiado por las emociones de otras personas, lo cual presupone una falta de delimitación. Pueden darse casos de adicción sexual, de necesidad constante de estímulos placenteros, de distracciones, de fiestas, de interacción social. El segundo chakra excesivo disipa la energía con demasiada rapidez y por consiguiente no permite que esta fluya hacia los chakras superiores".

Corredor, toma en cuenta que el equilibrio en este chakra resolverá muchos de los males que pueden aquejar a tus rodillas y la rigidez que puede presentarse en los músculos de las piernas, considera que la fluidez en el deporte que practicas es algo esencial y, por lo tanto, identifica donde está tu exceso o carencia y resuelve con los ejercicios que te propongo a continuación.

En caso de bloqueo, vas a trabajar con el placer. Esa sensación que alguna vez has experimentado en el acto sexual o al comer algo que te encanta o si tu placer es otro distinto, trata de identificarlo y mentalmente hazlo presente, de tal forma que con la imaginación estimules tu química interna y ésta inunde todo tu cuerpo. Me refiero específicamente a generar pensamientos que estimulen el placer en ti, y que esa energía la hagas recorrer en todo tu cuerpo, utilizando, por ejemplo, "la ruta macro cósmica" que aprendiste a hacer en el chakra uno. Esto es muy recomendable que lo hagas justo cuando tu entrenamiento te exige más, para que como agua nueva, sientas cómo tu cuerpo fluye mejor si hay un estímulo placentero, de tal forma que empieces a aceptar que sentir placer es bueno y que tienes derecho a ello. La energía del placer, al igual que el agua, se ajustará al recipiente que es todo tu cuerpo y, mientras corres, te dará una sensación de bien estar que podrás repetir las veces que quieras y, seguramente, en carreras largas podrás incorporar esta herramienta de gran utilidad. Pruébalo y hazlo tuyo.

También puedes tener un exceso de energía en ese chakra, entonces es vital que administres mejor tu energía porque probablemente seas de los que inician fuerte y acaban mal. En competencias largas, como un maratón, te costará mantener un ritmo que te permita alcanzar tus objetivos, probablemente nunca logres tus tiempos, a pesar de que tus entrenamientos sean los correctos. Por lo tanto te sugiero que la energía en exceso, la conduzcas mentalmente y en forma de luz ana-ranjada a los puntos que suelen darte problema; rodillas, si es que lo son; músculos cansados o, simplemente, que observes atentamente los contenidos de tu mente y, con cierta contención, te obligues a cambiar los pensamientos distractores por atención a cosas muy concretas, rela-cionadas con tu entrenamiento, como pueden ser el conteo del tiempo, la atención a tu respiración y contar los pasos que das en un kilometro o milla. La intención es hacer de tu cuerpo un contenedor de energía que recicle tus pensamientos y te fije al presente, y no a la excitación de una mente que se tira con facilidad al placer.

En condiciones ideales, deberíamos ser capaces de abarcar las polaridades. Sentir nuestras emociones y expresarnos sexualmente sin perder, por ello, la conexión con nuestro propio centro. El centro de la polaridad define un estado de equilibrio. Para alcanzar este equilibrio es menester estar dispuesto a asumir los dos polos. Y la reunión de las polaridades constituye la base metafórica del poder, que es el obje-tivo de la próxima estación en nuestro camino ascendente: el próximo chakra, el tercero.

Para quienes ya practican yoga posturas, les recomiendo tres asa-nas para trabajar el segundo chakra:

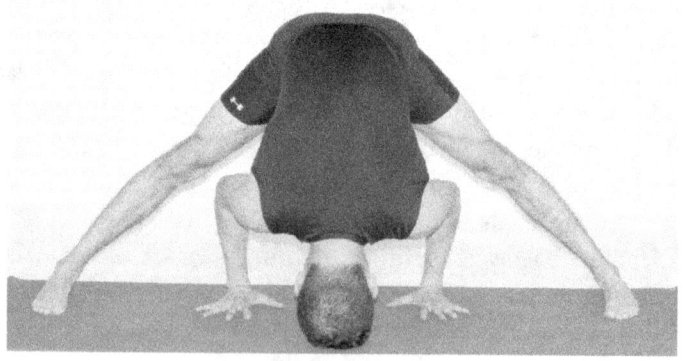

Prasarita Padhottanasana

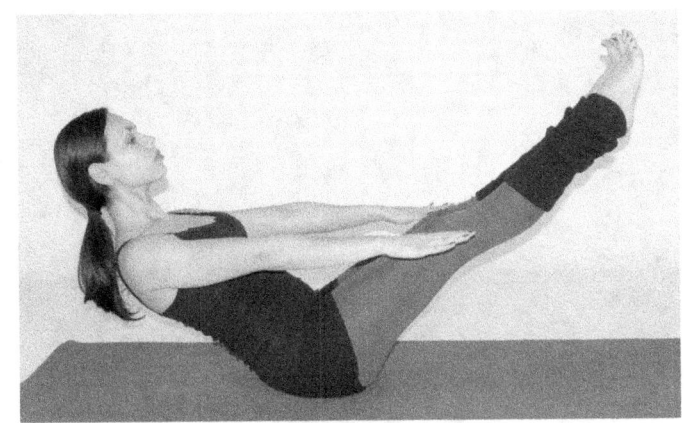

Navasana

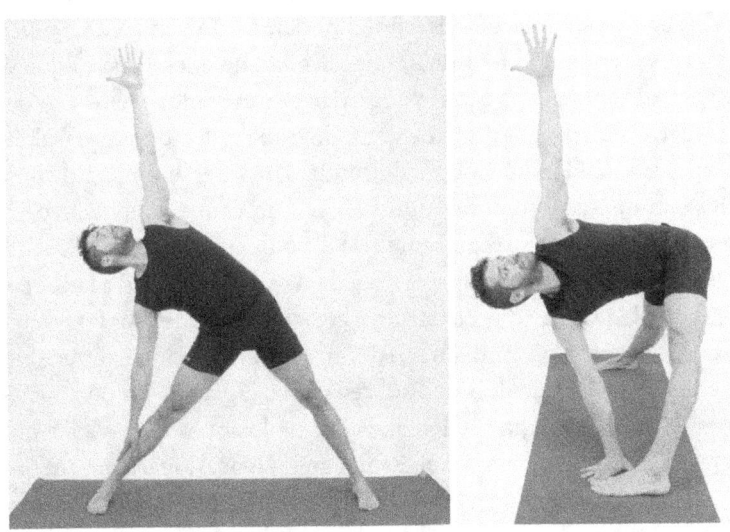

Konasana

Tercer chakra

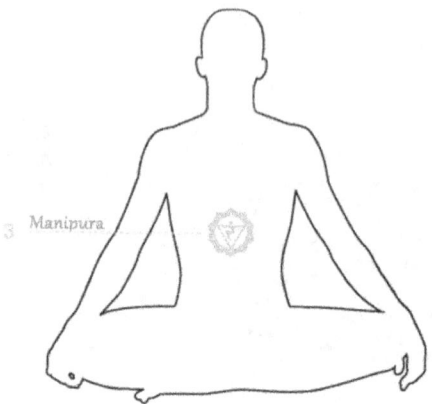

Manipura

Su nombre en sánscrito es *Manipura*, que significa "Gema lustrosa". Está ubicado en el plexo solar, o sea la base del esternón. Su elemento es el fuego y está relacionado con el poder. Es un centro energético del cual se requiere tomar una gran cantidad de energía, si es que se quiere realizar bien una carrera que exige perseverancia y eficacia. Los corredores deben saber que de aquí, de este centro de fuego, sale la fuerza y la vitalidad que les puede ayudar a mantener un ritmo constante con una voluntad infranqueable. Es un centro, muy activo, de energía caliente que se representa con el color amarillo. Es una fuente de poder que ayuda a transformar tu vida, a realizar hazañas, a hacer posible aquello que hay que construir, a crear y dar forma a los proyectos de vida, sin embargo también puede, en su precipitación irrefrenable, tener un gran afán de dominio sobre la vida, las cosas, las personas y eso puede generar una tendencia hacia explosiones de carácter que suelen afectar con úlceras en el estomago y, en ocasiones, una energía desbordada que molesta a los demás. Bien enfocada, la fuerza de este chakra le dará al corredor un *plus* de resistencia y poder, que sin duda, le harán concretar sus metas. La conciencia aplicada a la energía ardiente del chakra tercero, deviene la voluntad. La voluntad es nuestra energía vital conscientemente dirigida a un fin manifiesto. La voluntad es lo que diferencia la energía en bruto del verdadero poder, ya que ella conduce, orienta y delimita esa energía. Para tener voluntad fuerte hay que ser conscientes, saber cuáles son nuestros fines, tener en mente una noción de lo que deseamos conseguir. Así, cada mañana, cuando el atleta debe despertarse al despuntar el alba, es este chakra, que le da forma y sentido a su actuación, sin esta energía no podría tener tantas horas acumuladas de ejercicio diario, que representan una gran fuerza de voluntad aplicada de manera consciente.

Tomando en cuenta el valor que representa este centro energético para todo corredor, te sugiero que revises si es que tu energía está bloqueada o excedida en este chakra, ya que el equilibrio te será de gran beneficio en tus prácticas.

"En el plano físico, la tarea del tercer chakra es la metabolización adecuada de los alimentos, es decir, su conversión en energía. Los trastornos comunes pueden manifestarse de muchas maneras. Algunas afecciones de la digestión y del metabolismo, como la hipoglucemia o la asimilación difícil, significan un déficit de energía. Otras, como la diabetes o las ulceras, reflejan un exceso de actividad de ciertas funciones metabólicas, o sea una reacción excesiva. En general, los bloqueos del tercer chakra pueden producirse tanto por defecto como por exceso de energía. La adicción a las sustancias que comunican una ilusión de energía, como la cafeína, los azúcares, las anfetaminas o la cocaína, son consecuencia de una debilidad esencial en cuanto al sentimiento del propio poder y a la vitalidad. Estas sustancias aportan un alivio temporal, pero luego dejan como saldo un déficit todavía mayor por cuanto roban al cuerpo su salud y su descanso. La fatiga crónica, una deficiencia obvia del tercer chakra, puede ser consecuencia de una adicción o de una enfermedad. El sistema inmune débil no tiene energía para luchar contra los gérmenes. El reposo y la atención a la dieta son útiles para restaurar las energías físicas deficientes.

También la obesidad puede considerarse como una deficiencia del tercer chakra, porque el cuerpo no consigue metabolizar adecuadamente lo que come para convertirlo en energía. Sin embargo, la obesidad es una cuestión compleja y muchas veces significa que está afectado más de un chakra. A veces, el simple hecho de resolver los bloqueos del tercer chakra, permitiendo la manifestación de la cólera y la recuperación del poder hace maravillas para los obesos, permitiéndoles retornar a un peso corporal equilibrado. El estado del centro de poder también se revela por la vía de otras características físicas. Un estómago contraído, duro, indica (excepto si eres culturista o levantador de pesos) que el flujo energético no circula bien por la región central de tu cuerpo; hay una tensión permanente o una actitud defensiva. Los diafragmas faltos de tono, la incapacidad para respirar profundamente con el abdomen o el "colapso" del tercer chakra, sugieren el temor de asumir el poder, de defender las propias posturas o quizá de cargar con responsabilidades. Todas estas son características de un chakra deficiente.

Los afligidos por un tercer chakra excesivo, quizá sean adictos a sustancias de efecto sedante como el alcohol, los tranquilizantes o los opiáceos, movidos por el afán de apaciguar su propio sistema nervioso hiperactivo y disfrutar un rato de relajación. El exceso del tercer chakra se observa en los "Barrigones", es decir, en los que presentan un perímetro abdominal excesivo sin que ello guarde proporción con una gordura comparable en otras regiones del cuerpo (salvo factores genéticos que lo expliquen, naturalmente). Los que muestran un afán exagerado de mando, de dominar a los demás o de parecer siempre superiores, sin duda están compensando por exceso una percepción incorrecta de su propio poder verdadero. La falta de autoestima, o un sentido oculto de vergüenza, se hallan a menudo en la raíz de las conductas que remiten a un tercer chakra deficiente o excesivo. Cobrar conciencia de nuestras raíces, de nuestro pasado, y trabajar en la revisión de nuestra emotividad son los métodos que permiten eliminar esa vergüenza y devolver al tercer chakra su pleno funcionamiento dentro del sistema; como crisol, en donde la materia y la conciencia se funden y combinan para dar la verdadera fuerza interior".

Un corredor formal requiere de la energía del tercer chakra para poder mantener una voluntad firme durante periodos de entrenamiento largos que, normalmente, van acompañados de esfuerzo físico, de muchos despertares al alba, de mover al cuerpo cuando éste quiere seguir en la cama, de sostener un régimen alimenticio y de evitar desvelos y fiestas que puedan menguar su estado físico. Todo esto le sería imposible de lograr si no mantiene un buen flujo de energía en su tercer chakra, por lo tanto, y ya que esta energía de fuego debe alimentarse y sostenerse, te quiero recomendar el siguiente ejercicio mental que debes hacer siempre al levantarte, justo antes de iniciar tu práctica.

Antes de iniciar cualquier actividad, recién hayas despertado, sal de la cama y toma unos minutos para sentarte sobre el suelo con tu columna vertebral recta. Puedes hacerlo en postura de meditación (medio loto), o tan sólo en una postura cómoda que te permita mantener la columna recta. Inicia respirando atentamente, sin forzar, de manera simple y normal, pero poniendo atención al acto de inhalar y exhalar. De inmediato y en atención total, comienza a imaginar un sol brillante en el plexo solar (tercer chakra), del tamaño de una pelota de tenis. Deja que la luz de ese sol brillante se expanda en cada inhalación y se vuelva a su tamaño normal con la exhalación. Practica un par de minutos este ejercicio de visualización, luego en tus tres últimas inhalaciones imagina que la expansión es mayor, tanto como un sol brillante que inunda todo tu cuerpo y lo baña de una energía de fuego que viene a darte una sensación de bienestar. Cuando hayas terminado esas tres inhalaciones, vuelve la luz a su tamaño normal, en el tercer chakra, y pon, sólo por unos instantes, tu mano derecha sobre tu mano izquierda, tapando el chakra y sellándolo.

Este ejercicio te tomara entre 5 y 7 minutos y el beneficio será haberte recargado con la poderosa acción del tercer chakra, la cual te acompañará durante todo el día, proporcionándote voluntad, vitalidad y fuerza.

Para quienes ya practican yoga posturas, les recomiendo tres asanas para trabajar el tercer chakra:

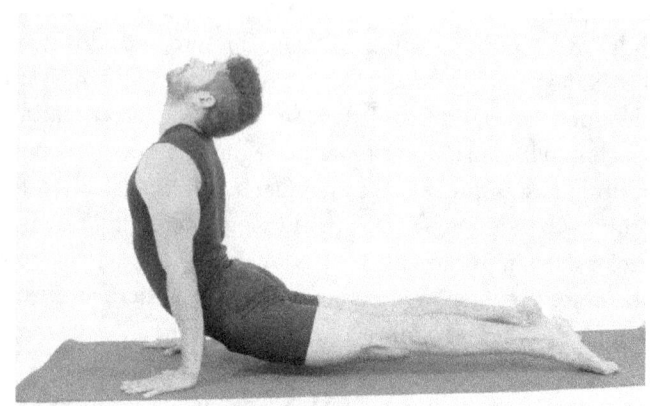

Cobra

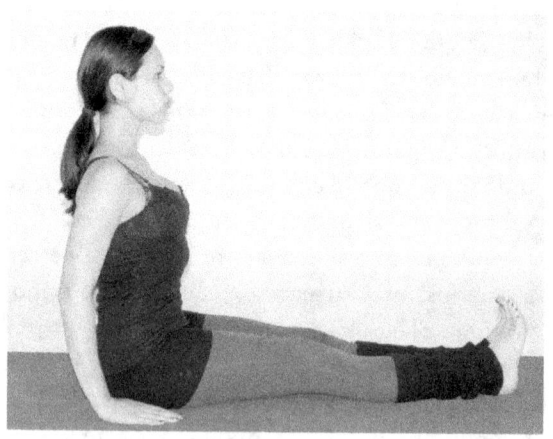

Dandasana

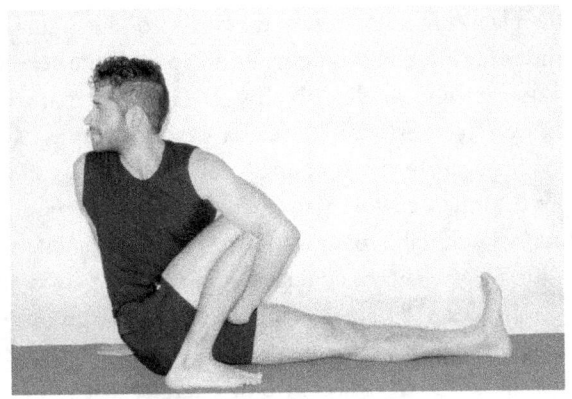

Marichyasana "C"

Cuarto chakra

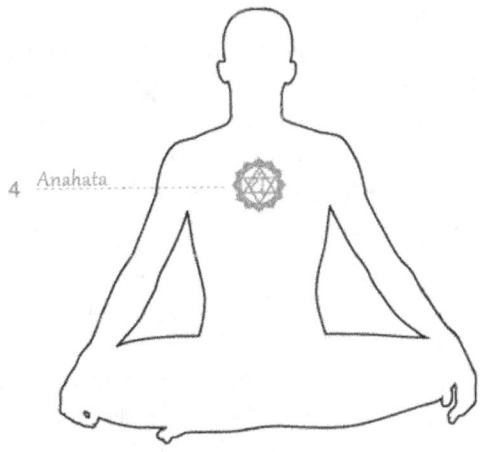

4   Anahata

Está situado a la altura del corazón, en sánscrito se le llama *Anahata*, significa "indemne", que literalmente es un sonido que se obtiene sin necesidad de entrechocar dos objetos. De igual forma, tu corazón te acompaña en cada esfuerzo, en cada paso, carrera a carrera, sin hacer ruido, sin hacerte sentir el apoyo que te brinda y la forma en que siempre se suma a tu voluntad. Evidentemente se requiere de un corazón fuerte y saludable para poder responder a las demandas de todo corredor. Es este cuarto chakra, un centro energético que debes reconocer y alimentar de amor y fuerza vital, para que tu ejercicio vaya, cada vez más generando, un estado de paz y de sentido por lo que haces. El elemento de este centro de energía es el aire y su acción es el amor, el equilibrio en las relaciones con los demás y con uno mismo. El color que le hace brillar más es el verde y su carencia de vitalidad puede generar baja autoestima, pecho hundido, respiración superficial y melancolía en exceso.

Yo sé que el atleta se centra mucho en su cuerpo físico y a veces olvida que es algo más, sin embargo, empezar a observarse como un ser integral, tiene sentido porque partiendo de esa realidad podrás trabajar mucho mejor en ti mismo y los resultados, en todo lo que hagas, serán mejores. Cuando uno acepta la realidad de habitar un cuerpo físico que no se limita tan sólo a la materia, sino que se sostiene en vida por las distintas fuerzas energéticas que lo alimentan, entonces surgen las múltiples posibilidades de ver y entender de una manera distinta lo que uno mismo es. Así es como toma sentido trabajar el cuerpo energético y conocerlo para poder generar cambios evolutivos que contribuyan a dar dirección a todos nuestros actos en la vida. Creando también cuerpos físicos más saludables en relación con una mente despierta y una conciencia integral de uno mismo. Es importante que tú, como atleta, te hagas consciente de que debes de trabajar no sólo en tu cuerpo físico, sino en tu mente, en tu espíritu, en tus emociones para poder obtener resultados excelentes en tus competencias. El cuarto chakra te ofrece la posibilidad de conectarte con una fuente de poder que, trabajando fiel y en silencio, te da un regalo de vida a cada instante. Este cuarto chakra es muy especial porque desarrolla la fuerza del amor, que en realidad es el estado expansivo del espíritu, el que trasciende las fronteras y las limitaciones. Hacer las cosas con amor, hace la gran diferencia, genera los grandes cambios, porque el espíritu que te habita logra trascender y comunicarse a partir de esta fuerza misteriosa que surge de tu cuarto chakra. Mi mejor consejo es que a tu práctica diaria le sumes la fuerza del amor, que al iniciar llenes tus esfuerzos de luz que brote del corazón. Cada repetición de distancia, cada milla o kilómetro recorrido, debes bendecirlo desde el corazón y entonces verás que esta fuerza comenzará a actuar en ti y en lo que haces.

Uno de los principios básicos de este chakra es el equilibrio y la equidad, que son propios de un amor honesto. En tu relación con el ejercicio que haces diariamente con tus metas y objetivos de competencia, debes lograr la equidad y el equilibrio. Yo he visto muchas personas que se desgastan terriblemente al correr sin límites, a veces parecen adictos, más que seres libres practicando aquello que les gusta. Creo que cuando el ejercicio se vuelve obsesión, lo primero que sucede es que se pierde la equidad y el equilibrio que debe mantenerse siempre entre dos partes. La parte del atleta entra en conflicto con la del hombre o mujer de casa. La vida cotidiana puede verse afectada de forma negativa por una afición que se genera por correr sin medida. Probablemente es un factor químico que tu cerebro demanda, día a día el delicioso sabor de la endorfina que tu ejercicio produce; pero, finalmente, el objetivo de este comentario es pedirte que seas consciente de qué tipo de relación estás manteniendo tú, como ser integral que eres, con esa parte de ti a la que podemos llamar "el corredor intenso". He visto gente que llega a hacer hasta cuatro maratones por año y, aunque no existe una regla que se aplique a todos, creo que el simple hecho de sumar tal volumen de millas acumuladas, junto con lo que los entrenamientos demandan, es signo, por demás evidente, de que el equilibrio se ha perdido, y probablemente, "el corredor intenso" lleva la delantera sin tomar en cuenta que, mientras avanza, va desgastando la salud física y mental de quien se ha dejado llevar por ese impulso inconsciente de correr, correr y seguir corriendo.

El corazón, Anahata chakra, puede darte un equilibrio y equidad en todo lo que haces, si empiezas a tomarlo en cuenta y si le permites dejar guiar tu vida, tu pasión, tu forma de correr. No conozco, hasta ahora, una sola persona que pueda vivir sin corazón, y no hay un solo corredor que no dependa de un corazón saludable para poder diariamente realizar sus entrenamientos. Para entender un poco más sobre este chakra y sus efectos, te hablaré de cuáles son los efectos de exceso y deficiencia de energía en este poderoso centro.

"Cuando la energía es deficiente en este chakra, puedes, mientras corres, notar una presión sobre el esternón y tal vez la respiración profunda te resulte difícil y forzada". El tórax presenta un aspecto hundido, y de ahí la tendencia a la depresión anímica. La persona que se encuentra en esta situación quizá tenderá a aislarse, rehuyendo las relaciones interpersonales, o simplemente padecerá falta de autoestima. Al cerrarse el chakra cordial se deprime el propio núcleo del sistema chákrico y la energía circula con dificultad entre la región inferior del cuerpo y la superior. Incluso, es posible que se instaure una división cuerpo-mente. Los estados de ese tipo pueden ser consecuencia de abandonos, malos tratos emocionales o vivencias vergonzosas en edad infantil. Más adelante, las penas de la vida suelen echar su fardo sobre el chakra cordial del adulto, imposibilitando a veces la respiración natural y la dilatación torácica. En la condición excesiva o de apertura ilimitada del chakra cordial se registra la tendencia al desprendimiento exagerado. Es el caso de la persona que se entrega por completo a otra, con tal abnegación que se olvida de sí misma: el perfil típico de una personalidad codependiente. El que vive a través de los demás no está operando desde su propio centro. Las causas de tal estado pueden ser muy similares a las que originan la deficiencia en un chakra cordial. El mecanismo de defensa puede ser una reacción de reticencia y aislamiento, o de hiperactividad, lo cual depende de la manera en que haya transitado la energía a través del chakra cordial, para manifestarse en el mundo exterior de las relaciones interpersonales."

Sé, de buena fuente, que muchos de los que corren empiezan sólo pensando que es buena idea porque pretenden socializar, hacer un deporte que les ayude a mantenerse en forma, otros creen que la disciplina de un atleta les puede ayudar a generar un estilo de vida más saludable, apartándolos de malos hábitos. Al fin de cuentas todos estos motivos son muy válidos y, de hecho, "la corrida" cumple generalmente con estos fines, sin embargo, y de forma misteriosa, el que inicia y se mantiene por un tiempo razonable, acaba por volverse un apasionado a este deporte. Uno se pregunta por qué y para mí, la respuesta se debe a que los seres humanos actuales, tenemos una enorme necesidad de hacer que nuestro corazón brille y se entusiasme por algo. La rutina, el estrés y los miles de compromisos contraídos, nos han hecho perder conciencia de nosotros mismos, viviendo en automático, haciendo cosas que, sin darnos cuenta, nos van robando el alma y nos secan en lo más profundo. Correr significa, para muchos, dar un sentido a sus vidas, desahogarse, encontrarse a sí mismos. En este sentido, el cuarto chakra se revitaliza y participa activamente cuando uno hace algo con pasión, por gusto y con amor.

Creo que si ya estás enamorado de correr y es tú pasión, se debe a que tu corazón está activo mientras lo haces y, por lo tanto, ya estás sintiendo esa energía que el cuarto chakra desarrolla. Porque a pesar del esfuerzo, el dolor y el sacrificio, la felicidad, que es un estado de flujo, surge en ti cada vez que te pones tus tenis y te preparas a iniciar el trote que precede a tu entrenamiento o a una carrera. Ahora que ya lo sabes y que puedes identificar que esa química positiva en tu cuerpo es producto de la pasión, del amor por lo que haces, te sugiero que cada vez que corras, dediques al menos un breve periodo a poner atención a tu corazón. Con agradecimiento, desde lo más profundo de ti, deja que tu corazón reciba un profundo reconocimiento que puedes hacerle llegar con tan sólo prestar atención a su fuerza, a su latir, a su presencia en ti. Dedícale una milla, un kilómetro, un par de vueltas a la pista, lo que sea que te conecte con ese amigo incondicional. Recuerda que donde va tu atención, va tu energía, y con tan sólo llevar la atención de tu mente al chakra cordial, será suficiente para poder tocarlo, agradecerle y abrazarlo.

Los corredores están muy acostumbrados a medir todo en resistencia y esfuerzo, por lo tanto, la mayoría de ellos piensan que un entrenamiento es completo si se trabaja bien físicamente, pero uno debe recordar que las carreras se ganan también con la cabeza y el corazón. Para lograr resultados sobresalientes se requiere de poner un extra, que en gran parte viene de este quinto chakra. Así que, un buen ejercicio para todo atleta corredor es que siempre, al inicio de su entrenamiento o competencia, mande luz al corazón y le agradezca, y le pida que aporte toda su energía para alcanzar la meta en los tiempos deseados. Recientemente tuve la oportunidad de estar de espectador en el maratón de Nueva York y me situé justo en la milla 26, o sea, a tan sólo unos pasos más de la tan esperada meta. Esos pasos más, que separan a la milla 26 de la meta son, por las caras que pude ver en casi todos lo maratonistas, una proeza que sólo se puede alcanzar con la fuerza del corazón. Por eso muchos de ellos se desbordan de emoción al llegar, sienten algo tan interno y tan espiritual que sólo puede venir del corazón. Creo que al aportar este tipo de conocimiento a tu ejercicio, vas a hacerte un atleta mucho más completo, alguien que por encima de lo físico, empieza a entender el fondo y sentido de todos sus esfuerzos en su afición por correr.

Para quienes ya practican yoga posturas, les recomiendo tres asanas para trabajar el cuarto chakra:

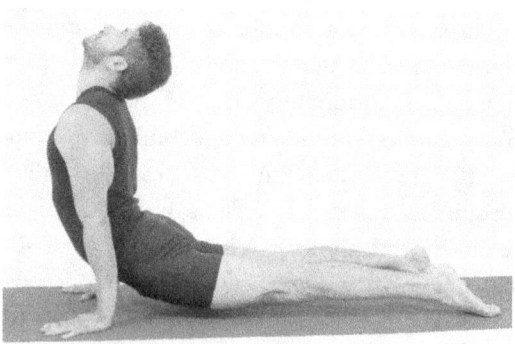

Cobra

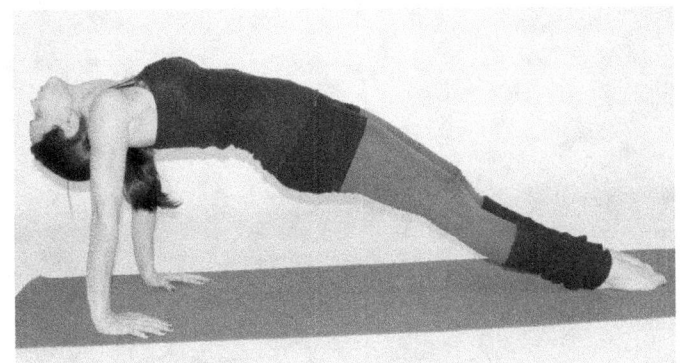

Purvottanasana

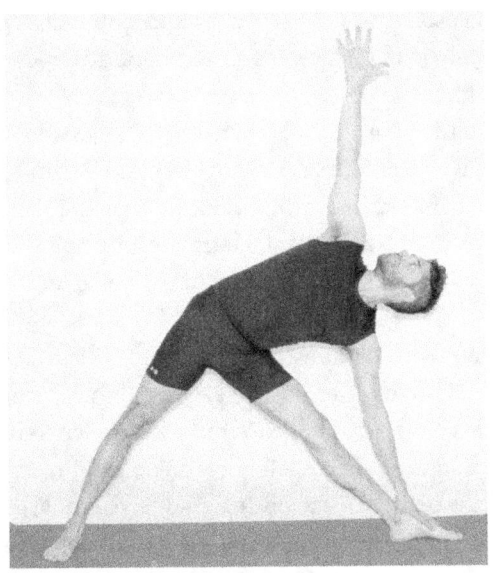

Trikonasana

Quinto Chakra

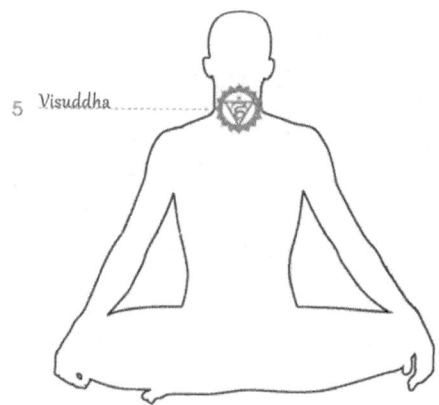

5 Visuddha

Quinto Chakra, en sánscrito se le llama *Visudha* y significa "purificación", está localizado a la altura de la garganta. Propicia la comunicación, la cual se vincula con la creatividad que es una expresión exclusiva de nuestro espíritu. La creatividad puede generar resonancia con los demás y con uno mismo.

El elemento asociado a este chakra es el sonido. Los hindúes creen que el universo entero se creó por el sonido. Además, la mitología hindú describe cómo "al final de los tiempos, la madre Kali, en su aspecto de destructora, vendrá a quitar las letras de los pétalos de los chakras, con lo cual desaparecerá todo el sonido y el universo recaerá en su vacío original".

"El refinamiento de nuestras vibraciones físicas, necesario para posibilitar la penetración en los niveles superiores, exige un cierto grado de purificación corporal; es decir, prestar atención a la dieta, al consumo de excitantes, al ejercicio y a las técnicas de meditación. Mediante este proceso de purificación entramos en sintonía con los niveles más sutiles de la percepción en lo áurico, lo visual y lo psíquico; ello nos permite recibir más informaciones, con lo cual progresa nuestro nivel de conciencia.

También el sonido genera una purificación a través de su efecto ordenador, tanto en el plano material como en el de lo consciente. Purificar una cosa es devolverle su naturaleza esencial, reconducirla a su orden natural, el que emana de su propio centro. En segundo lugar, y si espolvoreamos arenilla sobre el parche de un tambor, al tocarlo veremos cómo la arenilla baila y va formando una pauta ordenada, un dibujo parecido a un mandala y cuya simetría proviene de un centro. La comunicación equivale a la posibilidad de ordenar nuestro mundo, bien sea que solicitemos una mudanza en nuestra vida, o simplemente participemos a otra persona de nuestra percepción del orden. De manera similar, la entonación de las notas musicales puede ejercer un efecto ordenador y purificador sobre nuestro propio centro, tanto en lo físico como en lo mental. De ahí que el empleo de los ritmos, las letanías y las entonaciones en las técnicas de meditación nos ayuden a centrar y purificar nuestro foco".

El sonido es la vibración rítmica de las moléculas del aire y la pauta de ese ritmo constituye la comunicación. En la vida todo es ritmo, desde el latido cardiaco hasta el ciclo sueño, las vibraciones de las ondas cerebrales y los impulsos nerviosos. Todos los ritmos están sujetos a un principio llamado de resonancia o también "vibración por simpatía o sintonía". Llegado a este punto, quiero que sepas que, del ejercicio que haces diariamente, si quieres desarrollarlo al máximo y obtener de tu práctica los más altos resultados, debes lograr resonancia con él. La resonancia se produce cuando unos ritmos o formas de onda de frecuencia parecida entran en fase. Entonces, los ritmos se sincronizan, ocurre así con el Tic-Tac de los relojes de péndulo de la tienda de antigüedades o con el periodo menstrual de las mujeres que llevan mucho tiempo conviviendo. Lo importante es que, cuando entran en fase dos formas de onda, las amplitudes se suman a lo cual se le llama interferencia constructiva. Por consiguiente, cuando estamos en resonancia con algo, sea música, una conversación con otra persona, un grupo con el cual te reúnes para correr, entonces aumenta la intensidad de la experiencia. Esto genera una armonía que arrastra al cuerpo, por lo tanto es indispensable que, si estás corriendo con alguien más, esa persona o grupo de personas te sea agradable, tengan temas en común y sus energías se sumen, con lo cual tu energía se incrementará y podrás ver los resultados en tus competencias. Una buena forma de analizar si estás vibrando en resonancia con tus compañeros de correr, es tu forma de comunicarte con ellos. No dejes de buscar las personas adecuadas para que tu practica mejore, y si no las encuentras es mejor correr solo. La forma en que el quinto chakra afecta en tu práctica es importante, por que el sonido que percibes y las palabras que emites se suman a tus esfuerzos y pueden darte mejores o peores resultados, dependiendo de la frecuencia a la que estés vibrando. Ésta es una de las razones por las cuales muchas personas buscan hacer maratones, como el de la ciudad de Nueva York, donde muchas personas salen a las calles a apoyar y alentar a los corredores, con música, porras y palabras de aliento.

Como he mencionado antes, el sonido y la comunicación se vinculan con la creatividad, la expresión exclusiva de nuestro espíritu. Por lo tanto este chakra, situado en la garganta, que parece no ser tan activo en una actividad física que se realiza principalmente con las extremidades inferiores y superiores, es muy útil en el sentido de lo profundo. Por ejemplo, al regir la comunicación no sólo trata de aquello que expresas verbalmente, sino de aquello que tu cuerpo expresa mediante manifestaciones físicas involuntarias. ¿Cuántas veces, alguna parte de tu cuerpo te ha impedido correr o hacer un buen desempeño? Yo sé de una persona que poco antes de correr el maratón de Nueva York, estuvo en un fuerte tratamiento con antibióticos, debido a una bacteria en el estómago. Ella pensaba que ya estaba recuperada, sin embargo, su cuerpo le comunicaba lo contrario aún después de terminar el tratamiento, no obstante y debido a su obstinación, hizo caso omiso del lenguaje corporal y se lanzó a correr el maratón. Obviamente obtuvo el peor de los resultados que hubiera esperado y, de hecho, en el kilómetro 30 tuvo que detenerse porque sentía que todos los músculos de las piernas se endurecían de tal forma que el cuerpo le mandaba una señal de emergencia que significaba: detente, no sigas más. La comunicación interna se expresa de distintas formas, porque la finalidad de nuestro organismo es la supervivencia, por lo tanto, no importa qué tan importante sea para ti hacer una distancia, ganar una carrera o participar en un maratón, debes siempre escuchar tu cuerpo, el cuál, sabiamente, siempre te mandara señales que, si sabes escuchar, interpretarás con palabras acertadas que llegarán a tu mente y deberás escuchar sin cuestionarlas.

Un ejercicio recomendable para quien quiere hacer participar su quinto chakra mientras corre es: cantar, recitar un mantra o darse ánimo con palabras de aliento. Todo esto desahogará la tensión en el pecho y los hombros, y permitirá al espíritu que se exprese en forma creativa y alegre. Tómalo en cuenta de vez en cuando, deja que tu voz se escuche y exprésate con entusiasmo.

Para quienes ya practican yoga posturas, les recomiendo tres asanas para trabajar el quinto chakra:

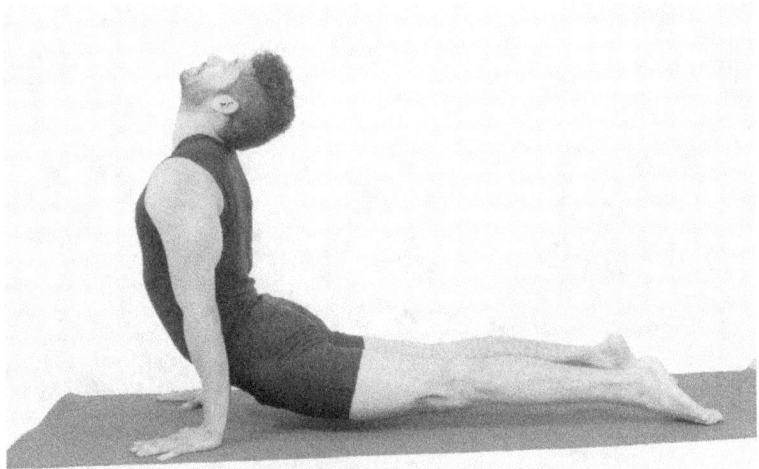

Cobra

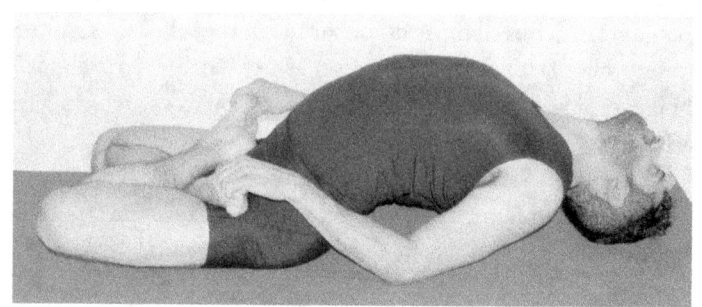

Matsyasana (el pez)

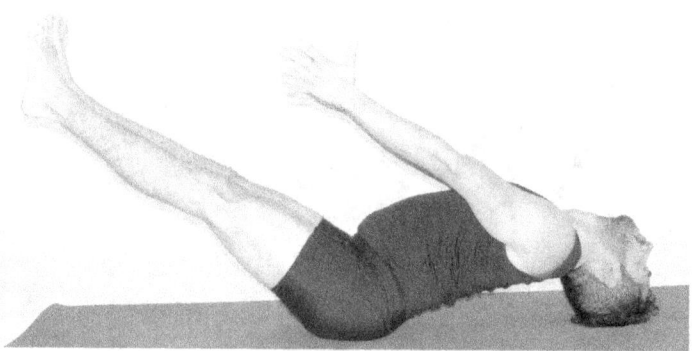

Uttana Padasana

Sexto chakra

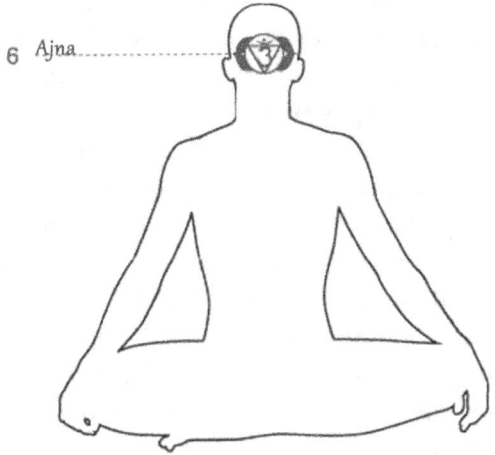

6 Ajna

Los chakras superiores, o sea a partir del corazón y hacia arriba, tienen efectos que se relacionan más con la parte profunda de tu ser; por decirlo así, son menos físicos y más etéreos. Se torna más complicado darles una interpretación práctica para tu desempeño físico, sin embargo, es de vital importancia integrarlos al conocimiento que debes tener de ti mismo para que logres un desarrollo más completo como un ser humano consciente de todos sus recursos y capacidades. El yoga aplicado a tu práctica de correr, te aportará muchas más herramientas que no sólo dependerán de tu cuerpo físico, sino de un trabajo mental, emocional y, desde luego, espiritual. Todo esto para lograr no sólo mejores resultados, sino un estado de bienestar integral que puede darte un claro enfoque y sentido de "qué es lo que hago y para qué lo hago". Que no corras simplemente por correr sin entender por qué lo haces. Ahora, con este sexto chakra, llamado en sánscrito *Ajña* Chakra, tomarás mucha más conciencia de tu parte interna en conexión con muchas de las cosas que no se ven pero están ahí. Me refiero concretamente a que este sexto chakra, lo que contiene y desarrolla es la capacidad de percibir, intuir e imaginar. Es un centro energético en el que se guardan los recuerdos, se perciben los sueños y se imagina un porvenir. Por lo tanto, es motor para obtener los resultados que deseas y que imaginas posibles, es en realidad el complemento de todos tus esfuerzos en la práctica, en cada día de preparación porque aquello que imaginas posible y que percibes en este "tercer ojo", será muy probablemente lo que obtengas a la hora de competir, de ir por una meta. Está ubicado en el entrecejo y este centro ha sido considerado, por muchas tradiciones místicas religiosas, como un centro de poder que te conecta con lo trascendental.

"El aprender a ver implica la facultad de percibir y reconocer pautas, ya que estas revelan el orden subyacente de las cosas, y la comprensión de una pauta vigente, quizá nos permitirá predecir cual debe ser la pieza siguiente del rompecabezas. Ver es reconocer, es decir, identificar algo ya sabido. Cuando por fin comprendemos algo, exclamamos "¡ah!, ahora lo veo", con lo que damos entender que hemos reconocido la pauta, y esta ha entrado en resonancia con otras pautas anteriores, recordadas conscientemente. Por consiguiente, la facultad de ver, bien sea el aquí y el ahora del mundo físico, o la clarividencia mediante la cual captamos un suceso futuro o lejano, depende de ese reconocimiento de las pautas. Cuando decimos, por ejemplo, "recuerdo lo que ocurrió la última vez que vi esto", "sé lo que me conviene, será mejor que me ande con cuidado", estamos identificando una pauta y predecimos un futuro posible. En cambio, la clarividencia es el reconocimiento de otras pautas más sutiles, entretejidas en la trama de nuestra realidad."

Por lo tanto, un corredor experimentado debe ya tener una memoria de sucesos relacionados con su práctica y esas pautas que se derivan de su experiencia y que pueden condicionar sus próximas carreras. Las proyecciones sobre el futuro basadas en experiencias del pasado influyen sobre nuestro comportamiento.

Para utilizar la capacidad que tienes en el tercer ojo, y aplicarla sabiamente a tu afición por correr, te recomiendo que hagas lo que hoy en día muchos atletas de alto rendimiento hacen; ellos imaginan sus rutinas, sus recorridos, el esfuerzo y empeño que se requiere para poder obtener los resultados que quieren. Incluso, hay casos de atletas que habiendo sufrido una lesión y viéndose imposibilitados de hacer sus rutinas físicas de preparación, echan mano del ejercicio mental. Algunas veces, esto los mantiene en forma física y emocionalmente estables, para que al recuperarse de su lesión puedan volver a la competencia sin haber perdido el tono muscular y la condición física. Esto se debe a que la mente manda a todo el cuerpo la información correcta para mantenerse físicamente en buen estado. Así, por medio de la imaginación y la concentración se crean un entrenamiento que se realiza en su mente. Esto tú lo puedes hacer diariamente a manera de introspección, centrando toda tu energía en el entrecejo e imaginando una película mental en la cual te miras corriendo mejor que nunca y obteniendo los resultados que deseas. Incorporar esta técnica a tu práctica te será de gran utilidad.

Para quienes ya practican yoga posturas, les recomiendo tres asanas para trabajar el sexto chakra:

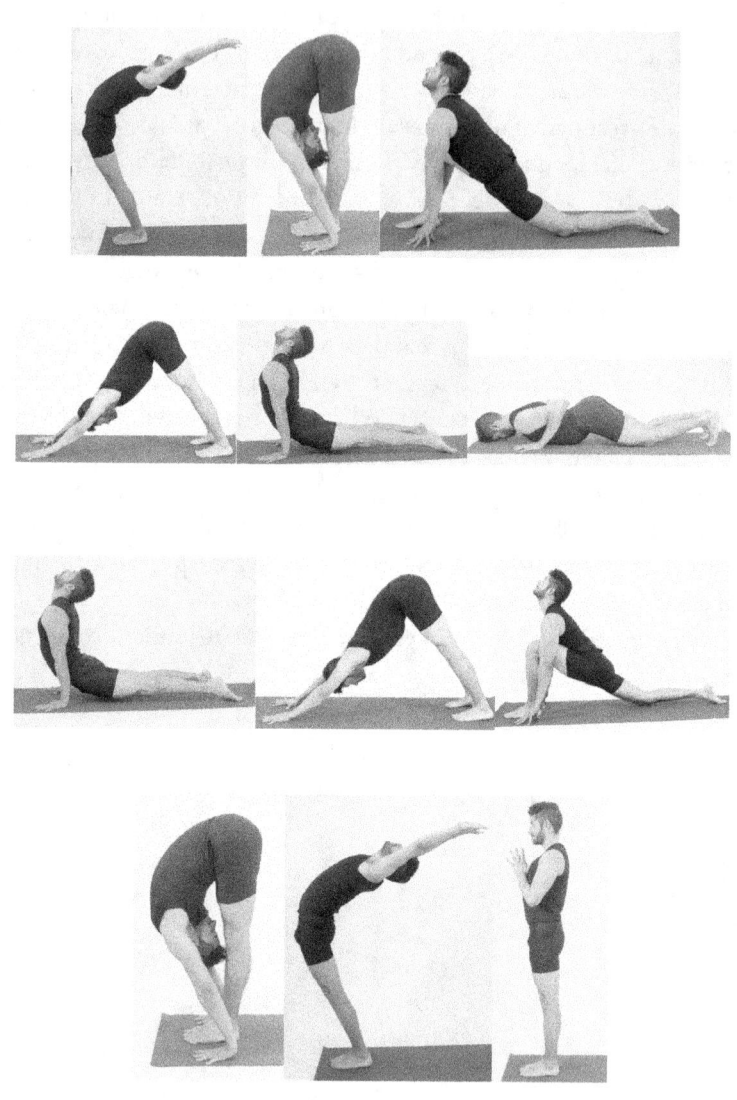

Saludo al sol

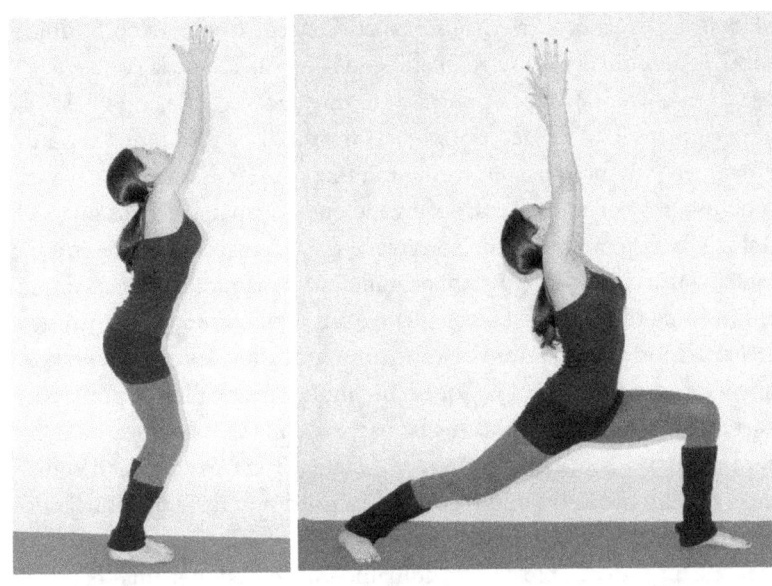

Uttkatanasana (la silla)   **Virabadrasana "uno" Guerrero uno**

Séptimo chakra

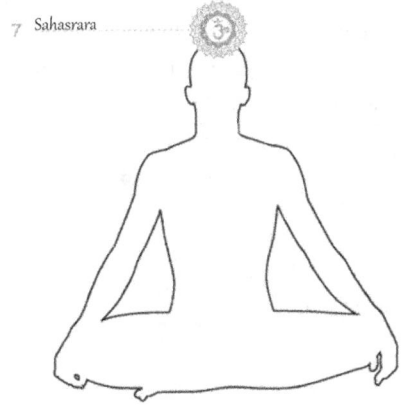

7 Sahasrara

Shahasrara es el nombre en sánscrito de este centro energético. Se ubica sobre la coronilla y está relacionado con la expansión de la conciencia.

Un corredor sin conciencia de lo que hace, está dejando pasar la gran oportunidad de descubrirse a sí mismo. Los resultados son importantes y mantenerse en forma también, sin embargo, más allá de todo eso, los corredores entrenan venciendo la apatía, el cansancio, el dolor y la flojera que puede sentirse al dejar la cama caliente en una mañana fría de invierno. Estas son suficientes razones para pensar que el fondo de todo este esfuerzo incluye, en gran medida, a un espíritu en expansión y con hambre de conocimiento. Ellos, los corredores que hoy vemos por todos lados y que han inundado las calles de poblados, hasta grandes ciudades con sus llamativos colores y sus escandalosas competencias que abarcan grandes distancias, sin banderas, ni egoísmos, mucho menos religión; con el deporte como insignia, utilizando sus cuerpos, su esfuerzo y sus ilusiones; son, sin lugar a dudas, el principio de un gran cambio en esta humanidad. Hoy exhiben una sociedad deseosa de despertar, de encontrase y de dar sentido a su existencia, se alzan con pasos silenciosos entre el tumulto y, por instantes, logran detener el tráfico de la rutina y del tedio de la vida diaria. Ellos, los corredores imparables, impulsan, sin saberlo, el desarrollo inevitable de la conciencia.

Entérate corredor, de una vez, de lo que formas parte y date cuenta de que tu presencia en las calles se suma a la trascendencia que se inspira en el séptimo chakra de tu cuerpo: shahasrara, que es donde se alienta el pensamiento humano para ir más allá, para vencer los límites y para hacerse uno con la conciencia superior, aquélla que no tiene límites, la cual es, en términos científicos, física cuántica avanzada en tu propio cuerpo, en tu propia esencia.

La atención al momento presente

"Sentirse vivo" es una expresión común cuando le pregunto a los corredores por qué hacen lo que hacen. Ellos, por lo general opinan que el correr les da la oportunidad de estar ahí, sin pensar en nada más, abriendo un espacio para sólo ellos. Tal como lo hace un Yogui, al contemplar la vida como si ésta fuera una película y al observar su cuerpo como si éste fuera un objeto, de igual forma los corredores se extraen de sus obligaciones y se vuelven uno con el presente, cada día, en cada entrenamiento y eso los hace "sentirse vivos". Ya hemos visto que la atención es en yoga una herramienta fundamental para el buen desarrollo de aquello que se pretende y se hace. Ahora es conveniente que entiendas el valor de la atención enfocada al presente, a lo que es, a lo único que existe, que es el presente. No hablo de imaginar el presente, ni de recordar o proyectar algo mentalmente, me refiero a estar alerta al presente, tal como lo hace un águila en pleno vuelo, un gato ante su presa, un bebé mirando a su madre o igual que el pintor extasiado ante su obra. Me refiero a ese momento de plena atención a lo que sucede sin interferencia de juicios ni razonamientos. Ese estado de atención es reconocido en el yoga y, sin lugar a dudas, es un estado que puede ser logrado por el corredor cuando ya ha recorrido largas distancias, en el momento en que su cuerpo es una máquina y su mente ausente le permite percibirse a sí mismo, sin contaminación con el único fin de dejar que su cuerpo siga corriendo hasta llegar a la meta.

¿Es acaso, este estado de conciencia alterada lo que tanto buscan los corredores? y si así es, ¿qué se puede obtener de tanto esfuerzo?

Para quienes ya practican yoga posturas, les recomiendo tres asanas para trabajar el séptimo chakra:

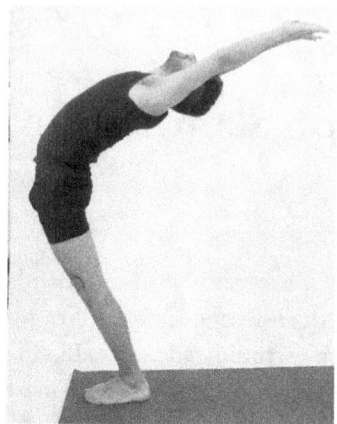

Inicio del Saludo al sol

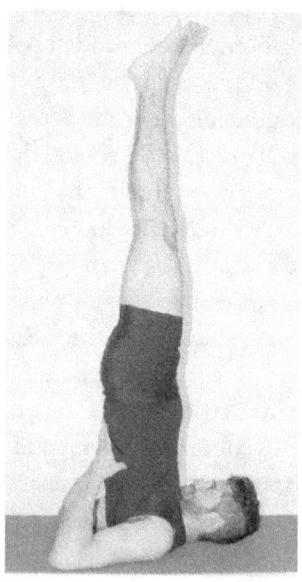

Sarvangasana (la vela)

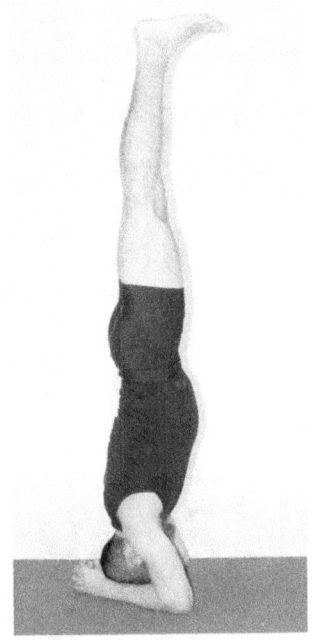

Sirsasana (parado de cabeza)

Me parece que la experiencia de muchos corredores reporta una especie de éxtasis místico que se logra de forma misteriosa, y por eso le he pedido a un buen amigo, que lleva ya varios años corriendo, que nos diga qué ha sido para él correr.

"No viene a ser otra cosa el tiempo de esta vida que una precipitada carrera a la muerte."
San Agustín

La carrera y mi vida: paralelos espirituales

Arrancas, tomas los primeros pasos y comienza el ritmo. La respiración, la frecuencia cardiaca, cada zancada, el braceo: todo lleva una cadencia. En algún momento (no te sé decir exactamente cuando) ocurre la transformación y entras a una zona de silencio mental. Vas en la carrera y oyes muchas cosas, pero la sintonía del ritmo domina. Y entonces tu mente entra en un estado de paz y escuchas el silencio que entona la música espiritual que te produce la carrera y te recuerda la vida...

La experiencia espiritual de correr, la descubrí por primera vez en el maratón de Chicago en 2013. Algo había logrado percibir a través de la preparación para las carreras de todas las distancias, pero fue particularmente perceptible en la preparación para el maratón. Ese momento, en el que crucé la meta en Chicago, fue un parteaguas en mi vida. Con el tiempo me fui dando cuenta de que el éxito en la carrera lo tuve que construir y fue el resultado de muchas cosas: mi *coach*, mi entrenamiento, mi nutrición, mi trabajo mental, incluso mi descanso. Pero, sobre todo, dependió de mi constancia, mi perseverancia y mi paciencia.

A partir de ahí, cada carrera ha sido diferente. Para algunos, llegar a la meta se asemeja a enfrentar el momento de la muerte, y la vida representa todo lo que sucede antes de llegar. Para mí, cada kilómetro simboliza la vida y la meta representa el umbral de la vida.

Hoy puedo decir con toda certeza que, dentro del camino de mi vida, tengo un gran proyecto de convertirme en un verdadero corredor de fondo. Yo no quiero ser solamente un corredor que corre por correr, sin mayor sentido. Quiero evolucionar en un corredor que descubre, cada vez más, la experiencia espiritual de la carrera y que al entrenar pueda ir viviendo una lucha interna física y mental, muy afín a la lucha interior diaria de mi vida.

Pero, ¿Por qué corro? Porque al correr entro en un momento especial que me permite escuchar mi voz interior. Esto me permite enfocarme en lo más importante para mí: alcanzar la felicidad. Así he descubierto que lo que me hace verdaderamente feliz es ir construyendo el camino de mi vida, que realmente le brinda honor a mis valores más profundos y a lo que me apasiona. El poder construir mi propio camino me hace vivir una vida de la que puedo sentirme verdaderamente orgulloso.

La meditación, estado mental que beneficia al corredor

Meditar es conducir tu atención a lo más profundo de tu propia consciencia, hasta llegar a un punto en el que adquieres la postura del observador (*saksin*), desde donde puedes ser testigo de tu propia vida, tus acciones, movimientos y pensamientos. La meditación crea una tendencia hacia un estado de constante atención, sembrando en el practicante una mente más serena, con una menor frecuencia de pensamientos. Esto se traduce en un individuo que despierta un estado de conciencia más amplio, más abarcante, desde el cual le es posible observar su propia vida como si ésta fuera una película que se proyecta en una pantalla, la cual es su propia mente. A partir de esa postura, las acciones que toma se tornan menos pasionales y mucho más trascendentes, con un profundo sentido espiritual. Aprender a meditar es algo básico para toda persona, pero aún más para quien hace de su cuerpo un instrumento que debe alcanzar resultados extraordinarios. Aprender a observarse, como si el cuerpo fuera un objeto, beneficia enormemente a quien pretende obtener un profundo conocimiento de su parte física, emocional y mental. Por eso la práctica de la meditación es para un corredor, una herramienta fina, que puede ayudarle a desarrollar una personalidad más segura, profundamente conectado con su cuerpo y su mente. Creo que esta práctica básica del yoga debe integrarse a la vida de todo corredor que pretende hacer de su afición algo más eficaz, disfrutable y trascendente.

Primero, te propongo que te introduzcas en la meditación por medio de una practica básica y sencilla que te daré a continuación; luego, te propondré una técnica específica que puede ser aplicada a la hora de correr; pero antes debo de aclarar lo que no es la meditación, esto con la intención de evitar que te confundas o te distraigas con otras prácticas que realmente no pueden aportar cambios significativos a tu vida.

- Meditar no es poner la mente en blanco.
- Meditar no es relajarse.
- Meditar no es imaginar cosas bonitas.
- Meditar no es crear pensamientos positivos.
- Meditar no es reflexionar o analizar situaciones específicas.

Cuando alguien dice que debes de poner tu mente en blanco para entrar en meditación, equivale a decirte que debes correr con las agujetas de tus tenis desamarradas. Con ésto quiero decir que te están sugiriendo algo absurdo, debido a que poner la mente en blanco requiere de un esfuerzo y concentración que utiliza control sobre la mente, lo cual es algo que en meditación se evita. Además, poner la mente en blanco equivale a "pensar en blanco" y, en realidad, al meditar observamos los pensamientos, no los estimulamos. Por lo tanto, no pongas tu mente en blanco, ésa es una idea muy generalizada e incorrecta.

Muchas veces, la gente pretende alcanzar un estado meditativo mediante la relajación, y resulta que es lo contrario. Cuando se medita correctamente, hay una sensación de bienestar muy similar a la relajación pero es distinta, ya que, por lo general, las técnicas de meditación requieren de ciertas posturas firmes que benefician la buena conducción de la energía en el cuerpo. Así que, cuando alguien te pida que te recuestes y te relajes para entrar en meditación, en realidad te está proponiendo algo distinto a lo que es meditar y aunque te puede ser beneficioso, no debes confundirte, pues meditar no es relajarse.

Son muy frecuentes los Gurús vestidos de blanco, de largas barbas y de aspecto estrafalario, que acompañan sus palabras de aroma a incienso y campanitas, proponiendo el uso de la imaginación para transportar a sus seguidores a experiencias mentales utópicas que te apartan de tu propia realidad. Eso no tiene nada que ver con meditar; y sus efectos, más que positivos, resultan opuestos cuando al aterrizar en "la realidad" te descubres inferior y lejano a todo lo previamente imaginado. Créeme, meditar no es mediante el uso de la imaginación ni tampoco por medio de pensar positivo, lo cual puede ser muy efectivo en los diversos eventos y acciones de tu vida. Pero, realmente, el pensar positivo recae en los diversos aspectos de la actitud y la personalidad más no en la profundidad, y trascendencia que es la meditación.

Por último, también hay que aclarar que meditar no tiene que ver con reflexionar y analizar. Los pensamientos que saturan nuestra mente, se alimentan más con una actitud reflexiva y analítica; en realidad, la mente se utiliza para cosas específicas, muy opuestas al arte de meditar. Abandonar los pensamientos y soltarse ante ellos es parte fundamental de los principios en meditación. Por lo tanto, el análisis y reflexión te aferran más a los objetos mentales, creando una barrera infranqueable que te impedirá meditar correctamente.

Hay cosas esenciales para meditar correctamente:

- Conecta con el ritmo de tu respiración.
- Suelta los pensamientos.
- Observa atentamente los contenidos mentales.

Es verdad que quien ya tiene una práctica asidua a la meditación puede no requerir de un espacio apartado, de un lugar en silencio y de una postura firme. Sin embargo, quien se inicia en la meditación debe siempre buscar:

- Apartarse del bullicio.
- Buscar un lugar y tiempo preciso que ofrezcan paz y calma.
- Sentarse en postura de meditación. Medio loto o loto completo con la columna bien recta, sobre un pequeño cojín que haga su postura más cómoda.

Una técnica sencilla para iniciar en la meditación es esta:

Encuentra un lugar donde puedas sentarte sin que nadie te interrumpa, y de preferencia, donde haya silencio. Ahí coloca un cojín pequeño y siéntate en postura de meditación, de medio loto o loto completo. Con las piernas cruzadas y la columna recta, preferentemente que las rodillas toquen el piso. Luego, con atención, sin distraerte, alínea tu cuerpo de tal forma que te sientas cómodo con la columna bien recta y la cabeza ligeramente hacia abajo, como si quisieras acercar la barbilla al cuello. Cierra tus ojos y empieza a poner atención a la respiración. Siente la forma en que el aire entra y sale por tus fosas nasales. Unos instantes de atención y luego, inicia el conteo de tus respiraciones. De tal forma que una inhalación con su subsecuente exhalación cuentan como uno, y la siguiente exhalación contara como dos y así, sucesivamente, hasta llegar a diez. Mientras realizas el conteo, es probable que tu mente empiece a distraerte con pensamientos de todo tipo, imágenes mentales que pueden conectarte fácilmente con tus emociones. A esto debes responder con absoluta pasividad y total atención al conteo de la respiración. Observa pasivamente los contenidos de tu mente, sin seguir los pensamientos, detenerlos o intentar eliminarlos. El acto de observar atentamente es lo que te va a guiar al proceso de introspección, a una meditación correcta. Mientras cuentas tus respiraciones, mantente inmóvil, de tal forma que la mente absorba tu clara intensión de entrar en calma. Así, de forma natural, los pensamientos irán cesando. Esto requiere de una práctica diaria, por tiempo indefinido; pues la mente, según estudios recientes, contiene miles de pensamientos diarios, con sus correspondientes emociones y consecuencias. El arte de meditar, en realidad es, en su forma más simple, un acto de atenta observación pasiva.

Con esta técnica, deberás llegar a contar diez respiraciones sin distraerte, y diez más y diez más, hasta que logres completar, al menos, una serie de diez veces diez. Llegado a este punto, podrás estar muy orgulloso porque en realidad no es fácil, pero aún hay más, pues lo que sigue es mantener firme atención a la respiración sin conteo y sin que los pensamientos te secuestren. O sea, mantenerte observando los contenidos de la mente sin que ésta se apodere de tu atención. Para lograr esto, es conveniente seguir atento a la forma en que el aire entra y sale por tu nariz, sin distraerte, sin perderte. Mantenerte en este estado de atención total te ayudará a entrar más y más en un proceso de introspección que lentamente va revelando una conciencia interior que, entre otras, cosas te transmitirá una sensación de paz y serenidad. Luego siguen técnicas más avanzadas que pueden ayudarte a evolucionar en tu práctica, pero creo que como corredor debes integrar a tu ejercicio diario algo que tengo para ti y que puede ser similar a la meditación, y puede conducirte a ese estado de paz interior, el cual, aplicado a tu afición por correr, traerá beneficios insospechados.

Técnica simple de meditación-atención para los corredores

Así como la práctica antes descrita requiere de un estado de total atención y para ello se utiliza el acto de respirar como un ancla que evita que la mente te distraiga; de igual forma, en esta simple, pero efectiva, técnica que voy a proponerte, descubrirás que la atención es la herramienta básica para despertar tú conciencia con el fin de lograr un estado de paz, de bienestar y de expansión total. Por lo pronto, considera que esto que te voy a proponer debes practicarlo constantemente para ver avances y resultados que puedan reflejarse benéficamente en tu diario correr.

Al iniciar tu entrenamiento, prepárate para hacer unas cuantas respiraciones en total atención. Mientras mueves tu cuerpo para iniciar el calentamiento, dedica un tiempo a observar, sentir y hacerte consciente de la forma en que el aire entra por tu nariz y cómo luego es expulsado. Sin forzar el acto de respirar, tan sólo poniendo atención a éste. Debes tratar de mantener una atención firme para que ningún factor externo te distraiga y también para que los pensamientos no te secuestren. O sea que, por unos momentos tu cuerpo y el acto de respirar van a hacer un ancla en el presente, para que antes de iniciar tu carrera vayas logrando un estado de conciencia más despierto y atento. Luego, empieza a correr, ya sea con un trote ligero y, mientras lo haces, comienza a contar las respiraciones; de tal forma que al inhalar y exhalar, cuenta como una y la siguiente inhalación–exhalación cuenta como dos. Seguirás contando tus respiraciones, mientras tu cuerpo corre, sin dejar de hacerlo y prestando atención al acto de respirar, sigue contando hasta diez. Al llegar a diez respiraciones repite y cuenta otra serie de diez, y así hasta completar al menos diez veces diez. Esto que haces equivale a entrar en meditación, por medio de la atención a la respiración. Quiero que vivas esta sensación mientras corres y que evites distraerte, en caso de que pierdas la cuenta, vuelve a empezar y ponte como objetivo alcanzar las diez series sin distraerte, sin que la mente te lleve a la imaginación, el recuerdo o cualquier otro tipo de estado mental. Luego de que lo hayas logrado, o sea que hayas alcanzado una serie completa de diez veces diez, sin haberte distraído, quiero que observes tu cuerpo correr sin pretensiones, tan sólo como un observador pasivo. Lo más cercano a una tercera persona que sabes que te observa pero que se mantiene ajena a ti. Esta experiencia del "corredor testigo de sí mismo" puede ser para ti una práctica, que si logras desarrollar bien e incorporar a tu pasión por correr, descubrirás lo útil que puede ser, sobre todo, cuando tu meta es una larga distancia.

Posturas de yoga para estirar, ejercitar y revitalizar el cuerpo

Uno de los yogas más conocidos en occidente y con más adeptos es el yoga de posturas, conocido originalmente como *Hata Yoga*. Hoy se ven distintas corrientes que se derivan de este yoga y que también trabajan sobre el cuerpo físico, logrando con sus posturas y su respiración controlada, desarrollar firmeza y flexibilidad en el cuerpo, además del desarrollo propio de la conciencia que todo yoga ofrece. Uno de ellos es el *Ashtanga Yoga* y es del cual he tomado algunas posturas para que las practiques antes o después de correr, para que estires y ejercites músculos y tendones; además de incorporar la respiración controlada para que revitalices todo tu cuerpo.

Las diez Asanas que te propongo, te tomaran un tiempo aproximado de 12 minutos, suficiente para lograr un calentamiento o estiramiento, obteniendo, además, los beneficios particulares de cada una de estas posturas.

UNO. *Surya Namaskara*

Conocido como el saludo al sol. (Recuerda controlar y atender la respiración)

Este ejercicio es una buena forma de iniciar la práctica de asanas.

Se debe realizar en un solo movimiento continuado. El saludo al sol es un ejercicio completo para todo el cuerpo. *Surya Namaskara* fue originalmente diseñado por los antiguos yoguis, de acuerdo con las doce fases del Sol, así que cada una de las doce posturas corresponde a una de estas fases.

El Sol desciende durante seis meses en la cúpula celeste y luego asciende durante los otros seis meses. De igual modo, *Surya Namaskara* tiene seis posturas descendentes y seis ascendentes. Esta secuencia, de doce posturas, constituye un ciclo de *Surya Namaskara,* y se hacen seis o doce ciclos como parte de la rutina diaria.

Para el calentamiento sugerido, puedes realizar el "saludo al sol" cuatro veces y con eso será suficiente.

Iniciación al ashtanga

1.- Postura de saludo elevado.

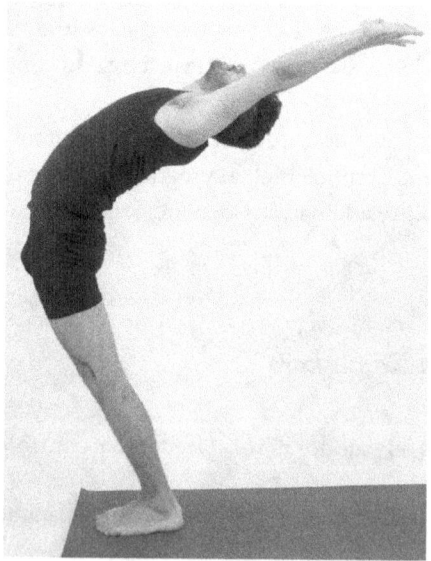

Inhala lentamente y dóblate hacia atrás, levántate estirando los brazos por encima de la cabeza.

2.- Postura de manos a pies.

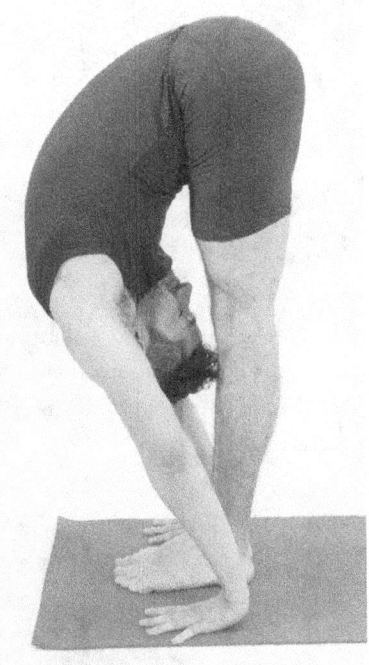

Exhala lentamente y dóblate hacia delante, manteniendo derechas las rodillas. Coloca las palmas de las manos sobre el piso junto a los pies, tocando las rodillas con la frente y presionando la barbilla contra el pecho.

3.- Postura del paso extendido.

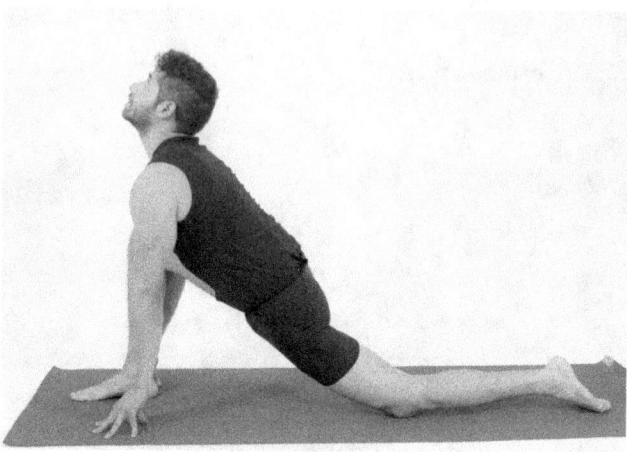

Inhala lentamente y levanta la barbilla, extendiendo la pierna izquierda hacia atrás, mientras colocas la rodilla derecha frente al pecho. Manteniendo las palmas de la mano sobre el piso, estira la cabeza y los hombros hacia atrás y hacia arriba.

4.- Postura de la mañana, o también conocida como perro boca abajo.

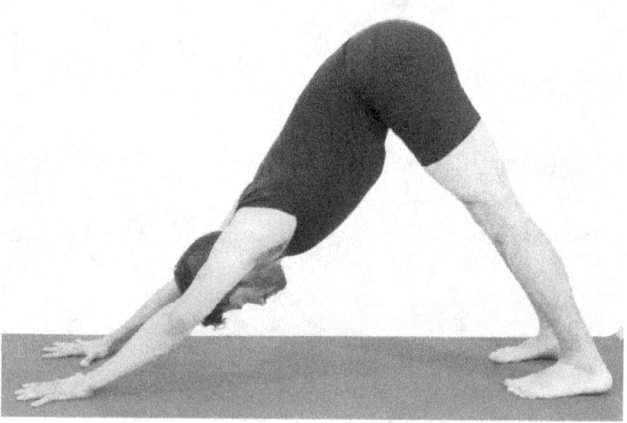

Exhala lentamente y levanta las caderas, manteniendo piernas y brazos rectos. La cabeza debe estar entre los brazos; la barbilla, presionada contra el pecho; los talones, sobre el piso.

5.- Postura de la Serpiente.

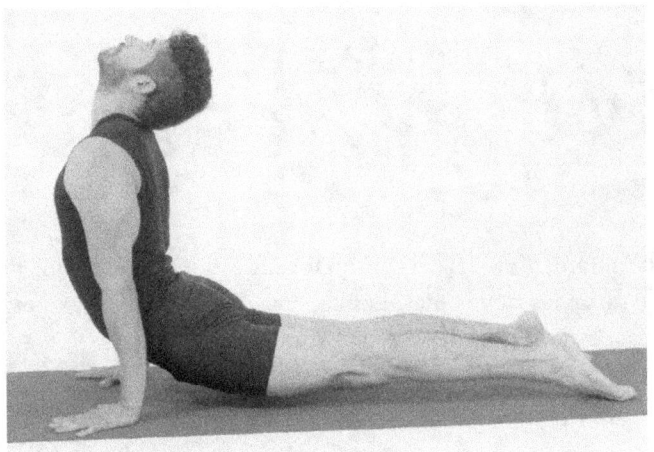

Inhala lentamente y, manteniendo brazos y piernas sin doblar, baja la pelvis al piso. Empuja el torso hacia arriba y hacia atrás, a la Postura de la Serpiente, manteniendo los hombros arriba y echándolos hacia atrás.

6.- Postura de ocho partes.

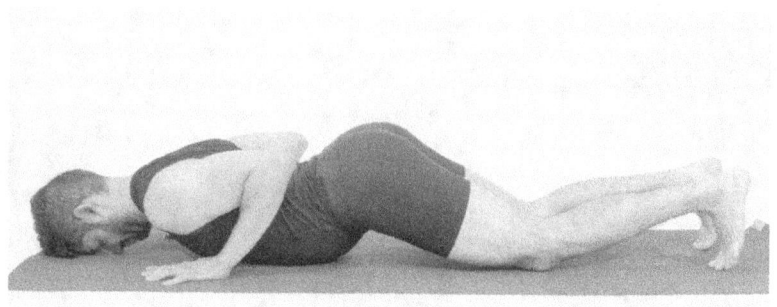

Exhala lentamente y baja el cuerpo tocando el piso con frente, pecho, rodillas, y dedos de los pies. Las caderas deben estar ligeramente levantadas. Ocho partes del cuerpo tocan el piso.

7.- Postura de la serpiente.

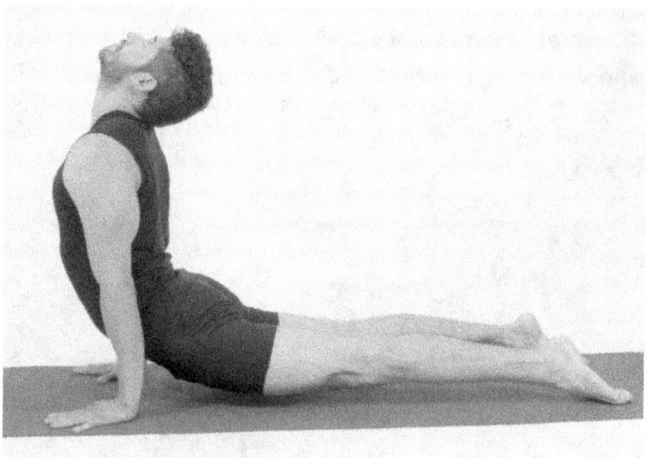

Inhala lentamente, levantando la cabeza y pecho al estirar brazos; empuja el torso hacia arriba y hacia atrás, a la Postura de la serpiente, manteniendo los ojos levantados y la cabeza atrás.

8.- Postura de la montaña.

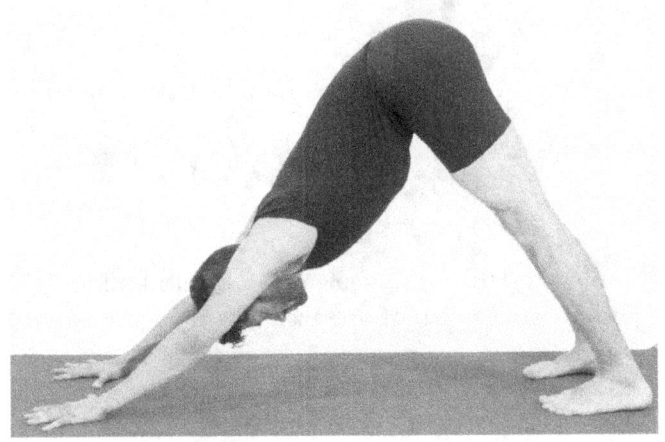

Exhala lentamente y levanta las caderas manteniendo brazos y piernas rectos, la cabeza deberá estar entre los brazos, la barbilla al pecho y los talones en el piso.

9.- Postura del paso extendido.

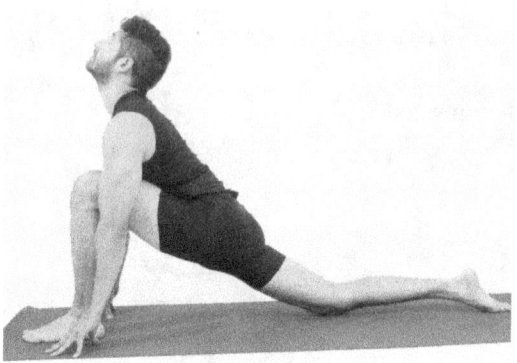

Inhala lentamente y trae el pie izquierdo hacia delante, llevando la rodilla al pecho. La pierna derecha permanece estirada hacia atrás. Con ambas palmas al piso, estira cabeza y hombros hacia arriba y hacia atrás.

10.- Postura de manos a pies.

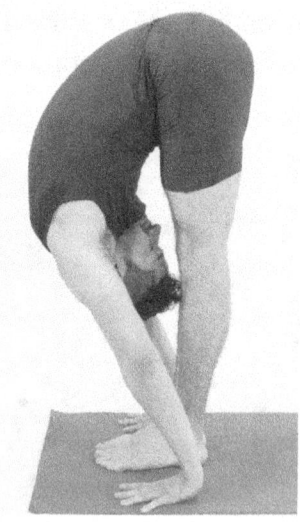

Exhala lentamente y trae el pie derecho junto al izquierdo, enderezando las rodillas. Las palmas permanecen en el piso junto a los pies. Presiona la barbilla contra el pecho y lleva la frente hacia las rodillas.

11.- Postura de saludo elevado.

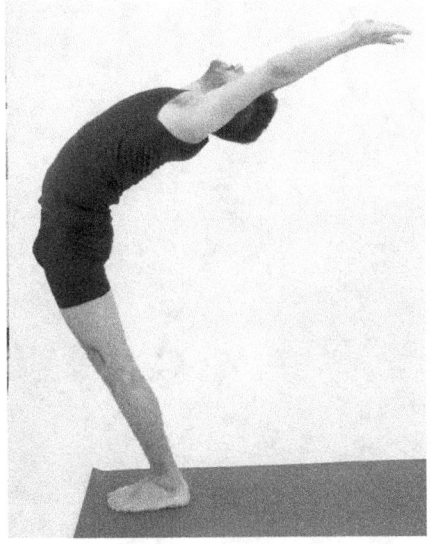

Inhala, manteniendo los brazos extendidos por encima de la cabeza. Arquea la espalda y dóblate hacia atrás.

12.- Postura del saludo.

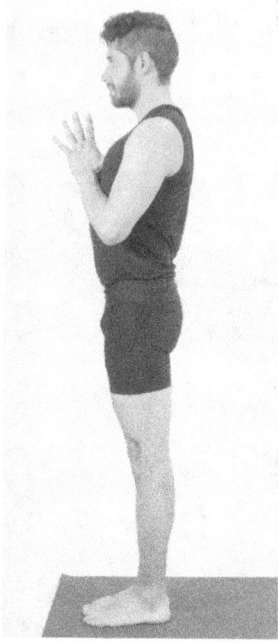

Exhala, baja y junta las palmas frente al pecho, en forma de oración.

DOS. *Konasana* I Y II

Postura angular I . (Recuerda controlar y atender la respiración)

Párate con los pies separados y los brazos extendidos a cada lado. Exhala y flexiona lentamente el torso. Toca el pie izquierdo con la mano derecha, extendiendo el brazo izquierdo hacia arriba, y también voltea la cabeza hacia arriba para ver la mano izquierda. Retén la respiración afuera, en esta posición; luego inhala lentamente y levántate. Repite del otro lado.

Efectos: Mejora el sentido del equilibrio y la concentración, aumenta la flexibilidad y favorece la circulación sanguínea; fortalece la columna vertebral, abdomen, pecho y pulmones.

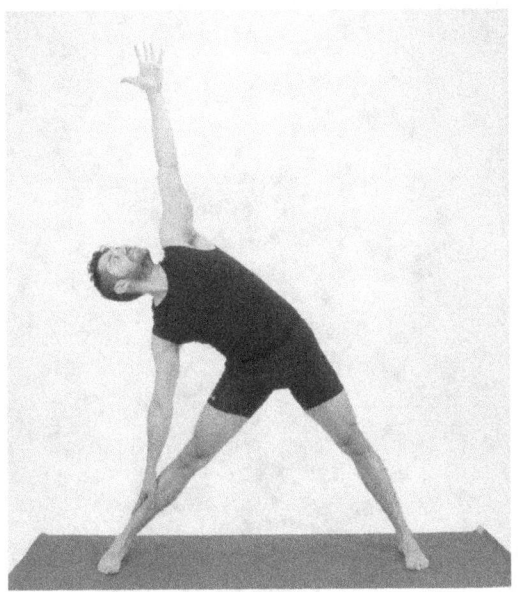

Postura angular II . (Recuerda controlar y atender la respiración)

Párate con los pies separados y los brazos extendidos a los lados. Exhala con lentitud y dóblate lateralmente, levantando el brazo izquierdo y tratando de tocar el pie derecho con la mano derecha. Retén la respiración afuera, en esta postura; inhala al levantarte. Repite del otro lado. Los efectos son los mismos que los de la postura anterior.

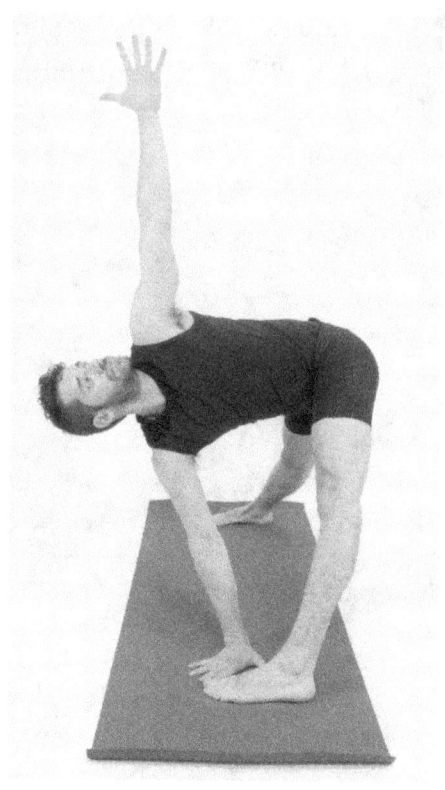

TRES. *Utthita Janusparshasana*

Postura de Cabeza sobre rodilla . (Recuerda controlar y atender la respiración)

Párate con los pies separados y las manos en las caderas. Exhala lentamente y dóblate con la frente hacia la rodilla izquierda, colocando las manos a los lados del pie izquierdo (o agarrando el tobillo izquierdo). Retén la respiración afuera, en esta postura; luego inhala al levantarte. Repite el otro lado.

Los efectos son los mismos que los de la postura angular.

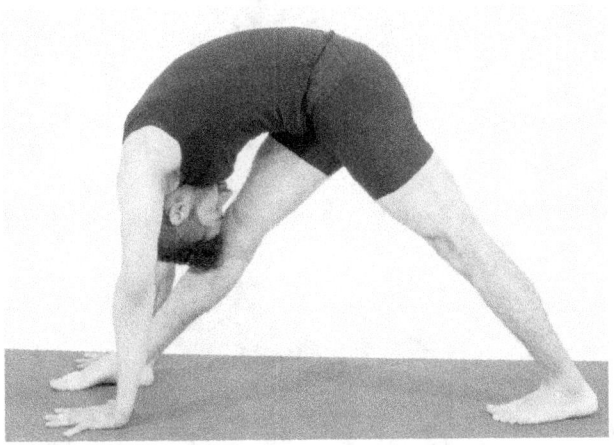

CUATRO. *Viparita Karani*

Postura invertida. (Recuerda controlar y atender la respiración)

Acuéstate boca arriba con los brazos a los lados, inhala lentamente y levanta las piernas hasta formar un ángulo recto con el cuerpo. Manteniendo los codos en el piso, levanta el torso y detén las caderas con las manos; las piernas deben de estar verticales. Retén la respiración en esta posición, luego exhala al bajar las piernas. Efectos: esta postura incremente la energía, da vigor y te conecta con el séptimo chakra.

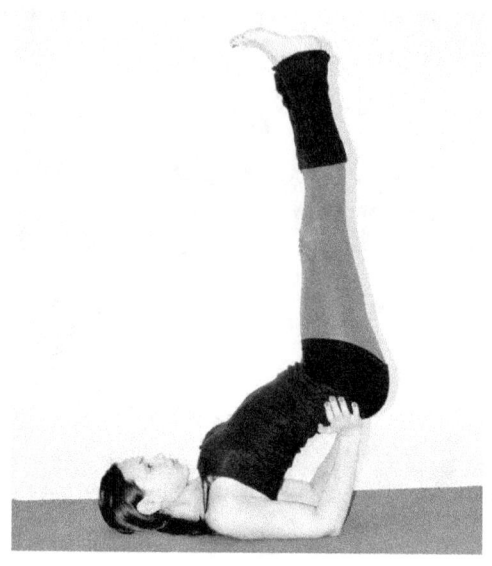

CINCO. *Pavana Muktasana*

Liberación de aire. (Recuerda controlar y atender la respiración)

Acuéstate boca arriba, inhala y dobla la pierna izquierda hacia el pecho, jalándola y apretándola, enlazando las manos alrededor de la rodilla. Trata de tocar la rodilla con la cabeza, manteniendo estirada la pierna derecha. Retén la respiración, luego exhala bajando piernas y cabeza. Ahora repite la posición con la pierna derecha; luego, con ambas piernas. Efectos: Libera gases atrapados en el estómago, cura la constipación y la indigestión; también reduce la grasa abdominal.

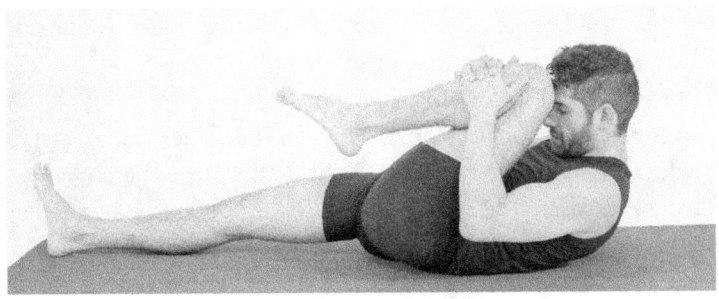

SEIS. *Janushirshana*

Cabeza sobre rodilla. (Recuerda controlar y atender la respiración)

Siéntate con las piernas estiradas al frente, dobla la izquierda, de modo que el talón presione la ingle, y la rodilla quede afuera. Inhala lentamente y toma el pulgar del pie derecho con ambas manos. Exhala y echa el cuerpo hacia delante, tocando la rodilla derecha con la frente. Retén afuera la respiración; inhala lentamente y siéntate de nuevo. Cambia de pierna y repite. Efectos: Incrementa el fuego gástrico, tonifica los riñones y fortalece la espina dorsal.

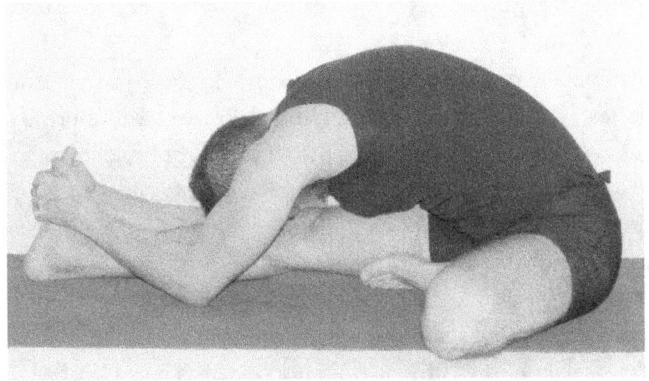

Estiramiento de la espalda. (Recuerda controlar y atender la respiración)

Siéntate en el piso con las piernas estiradas; inhala lentamente y toma los dedos de los pies con las manos. Exhala y dóblate hacia adelante, tocando las rodillas con la frente (de ser posible, une las manos alrededor de los pies y descánsalas bajo ellos). Retén afuera la respiración; luego inhala y siéntate con lentitud. Efectos: Incrementa el fuego gástrico y el peristaltismo intestinal, aliviando los desórdenes digestivos; da masaje a la espina dorsal, fortalece el sistema nervioso, estimula las glándulas endócrinas, tonifica los riñones y reduce la grasa abdominal.

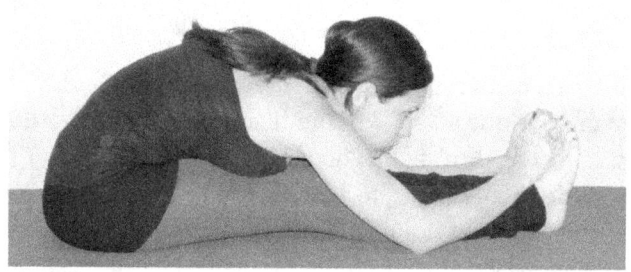

Media torsión espinal. (Recuerda controlar y atender la respiración)

Siéntate con el tobillo derecho apoyado a lo largo de la cadera izquierda, levanta la rodilla izquierda, cruza el pie izquierdo sobre la pierna derecha doblada y coloca plano el pie izquierdo sobre el piso, junto al muslo derecho. Coloca la parte superior del brazo derecho, siguiendo por fuera de la rodilla izquierda y agarra el pie izquierdo. Dobla el brazo izquierdo por detrás, en la espalda; inhala y tuerce la espina dorsal y cabeza hacia la izquierda, mirando hacia atrás, por encima del hombro izquierdo, tan lejos como puedas (antes de la torsión, endereza la espina dorsal, cuello y cabeza, estirando el torso hacia arriba). Retén la respiración en esta postura; luego exhala y destuerce lentamente. Invierte piernas y brazos, y repite esta asana. Esta es una postura que puede complicarse para quien carece de flexibilidad, por lo tanto, trata de hacerla sin lastimarte, hasta donde tu cuerpo te permita realizar la torsión en la espalda.

Efectos: Da fuerza, flexibilidad y suministro de sangre fresca a la espina dorsal; masajea los órganos abdominales, incrementando el apetito y el fuego digestivo; retrasa el envejecimiento; tonifica el sistema nervioso y fortalece las glándulas reproductivas.

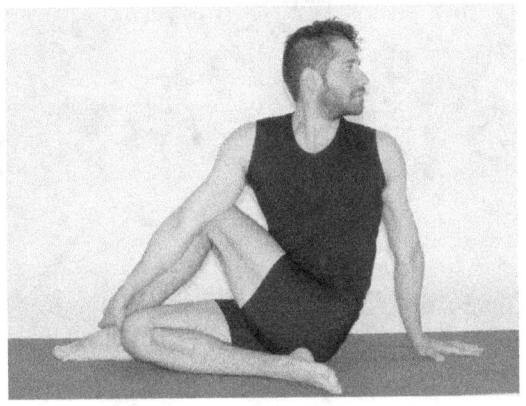

NUEVE. *Vidalasana*

Postura del gato(Recuerda controlar y atender la respiración)

Arrodíllate con las manos en el piso, a la altura de los hombros, con las rodillas ligeramente separadas; brazos y muslos deben estar perpendiculares al piso. Has un tubo con los labios e inhala con un sonido silbante. Al mismo tiempo, arquea la espalda hacia arriba como gato y baja la cabeza hasta tocar el pecho. Retén la respiración. Exhala lentamente por la boca, levantando la cabeza y arqueando la espalda hacia el piso. Repite varias veces. Efectos: Fortalece y da flexibilidad a tu espalda. Ayuda a la digestión y da fuerza a los músculos de espalda y abdomen.

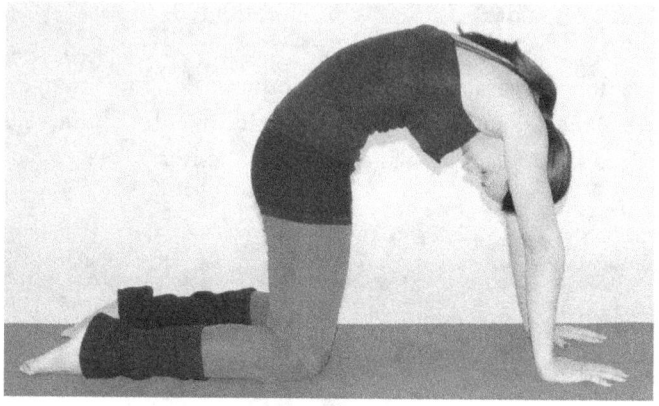

DIEZ. *Kurmasana*

Postura de la tortuga. (Recuerda controlar y atender la respiración)

Arrodíllate y siéntate en el piso, entre los pies, separando las rodillas. Exhala y, lentamente, dóblate hacia adelante tocando el piso con las palmas, brazos, barbilla y pecho. Las caderas quedan en el piso y los brazos hacia adelante. Retén afuera la respiración; luego, inhala lentamente y regresa a la posición sedente. Efectos: Fortalece hígado y riñones, hace que aumenten los jugos gástricos, alivia los malestares de disentería e indigestión; también reduce la grasa.

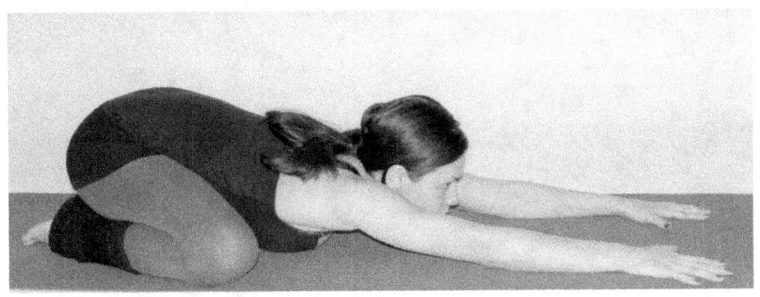

En todas las posturas se propone el control de la respiración (Pranayama) y esto es de vital importancia para generar los efectos benéficos de cada asana. Además, te sugiero que al momento en que realices la postura, tengas siempre la mirada en un punto fijo, a esto se le llama *Drishty*, y quiere decir "fijar la mirada en un punto", con la intensión de atraer el total de la concentración y usar ese enfoque como ancla o fijación, de modo que el drishty evite que la mirada ande vagando o saltando entre objetos o personas. Con esto, la práctica de una postura puede mejorar y, sobre todo, el efecto que genera en la conciencia es que se fije la atención en aquello que se propone sin caer en la distracción Todo corredor puede fijar su drishty en la meta, aunque visualmente no la perciba, pero mentalmente sí.

Seguramente, al llegar a la parte final de este libro, ya has adquirido una conciencia mucho más amplia de ti mismo, con lo cual podrás relacionarte de manera más creativa con las distintas posibilidades que la integridad de tu cuerpo, mente y ser pueden ofrecerte. Espero que, como corredor o corredora, hayas encontrado útil aquello que he compartido contigo y que de ahora en adelante no sólo logres mejores resultados en tu práctica, sino que también la disfrutes más y logres darle un sentido profundo que contribuya a tu propia realización, comprensión y aceptación total de aquél que te habita: ese ser brillante que ya eres y que día a día tienes la posibilidad de ir descubriendo.

Índice

Modelos de fotografías:

· Miguel Múzquiz ·

· Kimberly Evans ·

De la escuela Yoga Espacio